Johann A. Bauer

FIBROMIALGIA

LA SCOPERTA RISOLUTIVA CONTRO IL DOLORE

Edizioni Scientifiche Italiane

Title of the original German edition
Prof. Dr. Johann Bauer, *Fibromyalgie*

BAUER, Johann A.
Fibromialgia
La scoperta risolutiva contro il dolore
Napoli: Edizioni Scientifiche Italiane, 2005
pp. 200; 21 cm
ISBN 88-495-1076-4

80121 Napoli, via Chiatamone 7
00185 Roma, via dei Taurini 27

Internet: www.esispa.com
E-mail: info@esispa.com

Azienda con sistema qualità certificato da
CERTIFICATION INTERNATIONAL
ISO 9001:2000
Cert. No: CI/4132

Indice

Motivo conduttore: il dolore

Il dolore è personale. I dolori sono un fatto privato, esclusivo della persona che ne è colpita e soffre in modo atroce, perché nessuno, in realtà, può immaginare o conoscere fino in fondo, la sofferenza di chi è tormentato dal dolore. Nessuno è in grado di comprendere a pieno il supplizio del dolore vissuto da un altro essere umano. Eppure il dolore ha una sua logica ed è importante per la nostra sopravvivenza.

Il segnale d'allarme trasmessoci da una sensazione dolorosa è prodotto da uno stimolo corporeo e serve a prevenire o a superare un pericolo. Se privi della sensazione dolorosa, noi non saremmo in grado di sopravvivere a lungo: infatti, saremmo esposti inermi ad una miriade di aggressori e di traumi letali di varia natura.

Ma cosa accade quando il complesso sistema di sicurezza, che causa il dolore e la sua percezione, non funziona correttamente? Cosa ci succede quando insorgono disturbi dell'elaborazione della percezione del dolore? Cosa ci accade se non siamo più in grado di avvertire il dolore o siamo torturati da dolori cronici? Qual'è l'origine di questi disturbi? E cosa possiamo fare?

Le persone affette da dolori cronici si pongono tutte queste domande di continuo e cercano disperatamente una risposta. Sono persone costrette a convivere giorno dopo giorno con il dolore, la cui esistenza tormentata deve essere celata agli altri, la cui triste verità viene messa in dubbio e la cui prognosi è incerta. Queste sono le domande che si pongono, in special modo, le persone affette da uno stato doloroso cronico d'origine ancora oscura, le persone che soffrono di fibromialgia ovverosia di sindrome fibromialgica.

Un'epidemia invisibile

Se si considerano gli ultimi due decenni, si potrebbe parlare tranquillamente di epidemia. Infatti, in determinate aree, quasi un decimo della popolazione è affetta da dolori cronici di natura sconosciuta, ovverosia da fibromialgia. Sono milioni gli americani ed i tedeschi che ne soffrono, in particolare le donne.

Scienza e medicina si sono fino ad ora impegnate invano a trovare una risposta alle molte domande sull'origine della fibromialgia: microrganismi dannosi o disturbi del sistema immunitario, ormonale o nervoso? Fino ad oggi non è stata ancora fornita una risposta univoca, per contro gli interrogativi sono aumentati.

La fibromialgia è una delle patologie o sindromi dolorose che più di frequente vengono misinterpretate e diagnosticate in maniera errata. Molti medici, specialisti e generici, sanno poco o nulla di questa patologia o non ne conoscono bene i criteri diagnostici. Se ne stanno incerti e perplessi di fronte ai pazienti, reagiscono con sufficienza o malumore, nel migliore dei casi con una comprensione incredula oppure negano la realtà quotidiana piena di dolore di colui che sta cercando aiuto. È del tutto comprensibile che la classe medica debba capitolare dinanzi ai pazienti fibromialgici, viste la sua impotenza terapeutica e l'assenza di conoscenza delle origini di questa malattia. Ma la rassegnazione dei medici non aiuta il malato, al contrario, lo condanna ad un annoso pellegrinaggio da medico a medico.

Anche il vasto pubblico è scarsamente informato sulla fibromialgia. E questo nonostante questa malattia non solo sia gravemente invalidante per chi ne è colpito, ma sia fonte di problematiche serie e durature nell'intera sfera personale: lavoro, legami affettivi e vita familiare ne risentono come lo stesso paziente. Questa ignoranza induce troppo spesso a stigmatizzare le persone che soffrono di fibromialgia come «simulatori», «malati immaginari», «lavativi», «pazzi» oppure «truffatori del sistema pensionistico». Tuttavia, la fibromialgia può colpire chiunque ed in qualsiasi momento, giacché non fa distinzione di razza o censo.

Tutta la persona soffre

Per la medicina è giunto il momento di cambiare mentalità. Nel caso della fibromialgia e di numerose altre patologie, è necessario abbandonare la prospettiva limitata prettamente specialistica e volgere l'attenzione alla sofferenza dell'intera persona. Già oggi le possibilità di trattamento della fibromialgia sono globali ed interdisciplinari. Tali possibilità di trattamento comprendono i farmaci che agiscono sul metabolismo nervoso e che contrastano il dolore, la medicina naturale alternativa, gli integratori dietetici, la medicina tradizionale cinese, la fisioterapia e la psicoterapia, lo Yoga, la meditazione, nonché l'intervento sul dolore al quadrante.

La fibromialgia è un disturbo dell'unità inscindibile «corpo-spirito». Per il momento dobbiamo lasciare in sospeso la domanda, se lo stile di vita odierno così veloce, lo spietato efficientismo, l'aspettativa di capacità decisionali da esercitarsi in tempi crudelmente brevi in un mondo di connessioni estremamente complicate, e una vita di perenne stress non finiscano con l'affaticare eccessivamente o con il distruggere l'integrità psicofisica di molte persone. Tuttavia, vi sono molte indicazioni che queste condizioni di vita malsane potrebbero essere alla base dell'epidemia di fibromialgia, che affligge la società postmoderna.

Il patrimonio genetico umano, che da migliaia di anni reagisce al mutare delle condizioni di vita, può adattarsi, nel giro di qualche decennio, alla velocità dei ritmi tecnologici super rapidi? Com'è possibile vivere e sopravvivere in modo sano e senza sofferenza, se il corpo e lo spirito sono perennemente sotto stress? Come si può vivere serenamente con un doppio lavoro, il continuo bombardamento di stimoli e l'ottusità della burocrazia? Potremo sopportare senza danni la continua paura generata dalle crisi mondiali e dalle molteplici minacce terroristiche?

Speranza d'aiuto

Attraverso questo libro desidero mettere a disposizione di quanti soffrono di dolori cronici, dei pazienti fibromialgici, in particolare delle pazienti, dei loro parenti, partner e colleghi, nonché dei medici e di tutti gl'interessati, quanto si conosce allo stato attuale sulle cause della fibromialgia e sulla sua cura. Vorrei, inoltre, infondere coraggio ai pazienti, dicendo loro che c'è speranza di guarigione. Da oltre dieci anni, molti dei miei pazienti affetti da dolori cronici traggono vantaggio da un nuovo metodo terapeutico, sviluppato sulla base della conoscenza anatomica dei punti di agopuntura – un metodo che fonde efficacemente le conoscenze della medicina tradizionale e quelle millenarie della medicina cinese: l'intervento sul dolore al quadrante.

Nessuna terapia medica è efficace al 100%, volerlo affermare significherebbe mentire. Tuttavia, con il mio metodo abbiamo ottenuto, nella grande maggioranza dei casi, la positiva interruzione del circolo vizioso dei dolori cronici. Persone che per anni hanno sofferto di fibromialgia senza alcuna speranza d'aiuto o che addirittura erano già sulla sedia a rotelle, oggi possono condurre una vita del tutto normale a livello lavorativo, personale e familiare. È mio particolare desiderio offrire un contributo efficace al miglioramento del trattamento della fibromialgia e questo libro può aiutare a preservare molte persone dal destino di vivere una vita con la fibromialgia senza una speranza d'aiuto.

L'Homo Sapiens ad alta velocità

La sindrome da fibromialgia (SF) è una combinazione di disturbi (complesso sintomatologico) il cui sintomo primario è una mialgia generalizzata come pure molteplici disturbi funzionali, vegetativi e psichici.

Attualmente si possono soltanto osservare e descrivere il numero e la varietà dei disturbi e delle manifestazioni che accompagnano la fibromialgia. La molteplicità dei possibili disturbi da fibromialgia è un motivo d'insicurezza sia per l'ammalato, sia per il medico curante, che si trovano ad affrontare questa patologia. A tutt'oggi non esiste una definizione convincente ed accettabile della fibromialgia. Mancano, inoltre, informazioni valide ed affidabili sulle cause di questa malattia. Questo stato di cose deve fornirci lo spunto per volgere brevemente lo sguardo sulla vita dell'uomo contemporaneo e porci alcune domande fondamentali.

La vita nelle società industriali, così evolute e tanto sviluppate, percorre forse una strada sbagliata? Non è che molte persone hanno perso il contatto con la vera origine della propria vita e del proprio essere? Le sensazioni fisiche ed i sentimenti, che ci permettono di essere in contatto con il nostro ambiente e gli altri esseri umani, hanno ancora un qualche valore in un'epoca che richiede capacità estremamente rapide nell'agire e nel decidere? È vero che ormai soltanto gli sport estremi e la violenza stimolano le nostre sensazioni fisiche elementari e ci procurano emozioni elettrizzanti? Davvero utilizziamo le conquiste della scienza e della tecnica per lo più allo scopo di distruggere il nostro ambiente, da cui dipende la nostra esistenza? Ci siamo dunque staccati dalle nostre radici esistenziali, dal legame inscindibile con la nostra origine genetica? Si può essere sani quando l'unità corpo e spirito, ovverosia la psiche, viene sistematicamente scissa?

Oltre 2300 anni fa, il filosofo greco Platone si chiese come potessimo sapere d'esistere. Questa domanda segna la nascita delle scienze. Platone considerava lo spirito, ovvero la psiche, come il capitano che governa la nave del corpo. Egli vide in tutti i fenomeni terreni soggetti a mutamento – quali il corpo umano, le sensazioni, le emozioni, la natura, la donna – una incompletezza da evitare nell'interesse dei principi maschili dominanti dello spirito e dell'intelletto.

Secoli più tardi, il filosofo francese Cartesio stabilì il principio fondamentale delle scienze naturali. In base alla sua concezione filosofica, la natura e gli esseri viventi altro non sono che macchine programmabili secondo leggi matematiche. Nei secoli XIX e XX si assistette al trionfo definitivo di una visione secondo la quale natura ed uomo sono manifestazioni meccaniche che possono essere spiegate scientificamente. La spiritualità ed il naturale legame universale del cosmo furono classificati come concetti religiosi non dimostrabili.

Da metà del XIX secolo, la medicina tecnica poggia su basi scientifiche naturalistiche – essenzialmente con la pretesa di «riparare» i malfunzionamenti fisici. Tuttavia, oggi non possiamo affermare che la medicina moderna abbia fornito, come pretendeva di fare, una risposta convincente a tutti i quesiti relativi a salute e malattia. Nonostante i progressi indiscutibili, molte funzioni e molti disturbi del corpo umano restano senza spiegazione. Non sarebbe perciò ora di dar spazio in medicina ad una maggiore spiritualità e ad una concezione olistica? Molte cose suggeriscono che è quanto sta accadendo ai nostri giorni.

Il mondo moderno con la sua scienza e la sua tecnica ci ha donato molti vantaggi, ma ha anche contribuito ad enormi distruzioni. Nei paesi industrializzati, molte persone vivono con comodità inconcepibili per le generazioni precedenti, giacché queste sono state ottenute in un lasso di tempo incredibilmente breve rispetto alla storia dell'umanità. Allo stesso tempo, però, molti esseri umani avvertono la separazione del proprio corpo dall'ambiente naturale, per il quale l'uomo è stato creato. Le comodità del progresso tecnico hanno un loro prezzo: le città sono sovrappopolate, criminalità e violenza aumentano, siamo minacciati da catastrofi ambientali a livello planetario, i contrasti sociali si fanno più aspri, la lotta per i privilegi materiali diventa sempre più dura e dall'essere umano si pretende un'efficienza sempre maggiore – non è forse vero che sempre più persone si lamentano del troppo stress? E non è altresì vero che un numero crescente di esseri umani ricerca il senso della vita?

Si potrebbe considerare la fibromialgia come il sintomo di una reazione del corpo umano alle condizioni di vita, che sono sfuggite al suo controllo. Siamo diventati sedentari, viviamo in ambienti chiusi, assediati da una tecnica complicata che dobbiamo capire e utilizzare, ci nutriamo di cibi manipolati dall'industria e respiriamo un'aria contenente sostanze nocive, che noi stessi abbiamo prodotto. Ma il nostro corpo può davvero sopportare tutto questo senza finire con l'ammalarsi gravemente?

Nel corso dei millenni, l'organismo umano s'è adattato alle mutate condizioni di vita. I contatti con l'ambiente esterno hanno portato allo sviluppo di un sistema di segnali psicofisico di vitale necessità. Dolore, desiderio, piacere, gioia o avversione hanno svolto il ruolo di segnali d'allarme o di gratificazione. Se non avvertissimo la stanchezza, finiremmo con il distruggerci, se non fossimo in grado di sentire il dolore, non sopravvivremmo a lungo. I sentimenti sono un fattore importante per l'adattamento dell'uomo alle mutate condizioni ambientali.

È da supporre che l'adattamento ottimale a condizioni di vita mutate drasticamente non possa avere luogo nell'arco di pochi decenni senza qualche problema. Potrebbe darsi che molte persone – senza esserne coscienti – non siano in grado di affrontare tali pressioni, che siano sovraffaticate e più vulnerabili di altre.

I sintomi della fibromialgia interessano tutto il corpo e le ricerche effettuate evidenziano che i suoi sistemi più importanti (nervoso, endocrino ed immunitario) possono esserne distrutti. Tra l'altro, è probabile che la fibromialgia disturbi le capacità sensoriali, in particolare la percezione e l'elaborazione del dolore. Tale azione di percezione ed elaborazione può essere «innescata» dal minimo stimolo. Ciò dimostra chiaramente che, nel trattamento della fibromialgia, i «tentativi di riparazione» basati sui singoli sintomi non sono promettenti.

È l'essere umano nella sua interezza a dover cambiare. Lo stile di vita dell'interessato deve essere esaminato in relazione ai fattori di stress presenti e probabilmente è utile apportarvi dei cambiamenti. Volente o nolente, qualche *Homo sapiens* dovrà abbandonare l'alta velocità per condurre, nell'interesse della propria salute, una vita più rilassata, dirigendosi verso acque più tranquille.

Il corpo umano dispone di un'enorme capacità autoterapeutica, che può essere efficacemente supportata. Attualmente, nel trattamento della fibromialgia, le maggiori probabilità di successo sono offerte dalle strategie terapeutiche con orientamento olistico e dai metodi di cura non convenzionali, al di là della semplice concezione riparatrice della medicina tradizionale.

Cos'è la fibromialgia?

La fibromialgia è uno stato patologico caratterizzato da dolori cronici a livello dei muscoli e delle strutture contigue. Inoltre, sia i muscoli che le relative guaine ed i tendini risultano straordinariamente doloranti in caso di digitopressione. Si osservano, inoltre, numerosi disturbi concomitanti, quali affaticamento, spossatezza cronici, disturbi del sonno, cefalea, parestesie come intorpidimento o formicolio, dolori articolari, disturbi della memoria e della concentrazione, sintomi da intestino e vescica irritabili, depressione, ipercinesi degli arti inferiori («restless-legs-syndrom» «sindrome delle gambe irrequiete»), sensazione di gonfiore alle mani ed elevata sensibilità al freddo.

La sindrome fibromialgica non è una malattia letale. I lunghi periodi di dolori cronici possono essere intercalati da fasi di graduale miglioramento o, addirittura, di totale remissione del dolore. Di solito, i disturbi peggiorano per alcuni mesi e poi si stabilizzano su un certo grado di gravità, ma non scompaiono mai completamente. Quasi tutti i pazienti affetti da fibromialgia devono imparare a convivere con limitazioni di media gravità delle proprie funzioni fisiche.

Dato che le cause di questa patologia non sono note, nei decenni passati questo quadro sintomatologico è stato denominato in più modi. A fronte di una sindrome da fibromialgia, i medici parlavano anche di «affezione muscoloscheletrica cronica dolorosa d'origine sconosciuta».

Il termine Fibromialgia è composto da tre parole:

- «Fibro» deriva dal vocabolo greco per fibra, un'indicazione della struttura fibrosa presente in tendini, legamenti e guaine muscolari (aponeurosi di rivestimento).
- «mi» deriva dalla particella greca per «muscolo».
- «algia» deriva dal vocabolo greco che significa dolore, dolorabilità.

Se si considerano i vari nomi usati in passato per definire la fibromialgia, ci si rende conto chiaramente della grande insicurezza sulla natura di questa malattia. Si è pensato a una flogosi del tessuto muscolare (fibrite), una generica patologia muscolo-tendinea (tendomiopatia), una malattia reumatica (reumatismo muscolare), a vari stati parossistici di tensione o a un disturbo psichico (reumatismo psicogeno). Fino ad ora non si è avuta una conferma convincente di nessuna di queste supposizioni. Il termine fibromialgia indica, per il momento, soltanto l'estrema sensibilità al dolore della muscolatura e delle strutture fibrose adiacenti.

Il termine «cronico» sta ad indicare che le manifestazioni patologiche ed i disturbi sono presenti da almeno tre mesi. Di solito, i soggetti affetti dalla malattia riferiscono sintomi durati per anni, prima che venisse loro diagnosticata la sindrome da fibromialgia.

In medicina, il termine sindrome indica un quadro sintomatologico pressoché costante. Le sindromi sono spesso degli stati patologici le cui cause sono sconosciute oppure indefinibili. La sintomatologia tipo della sindrome fibromialgica comprende dolori cronici diffusi a carico dell'apparato muscoloscheletrico, stanchezza cronica, disturbi del sonno, aree algogene alla digitopressione (tender points), disturbi da intestino irritabile e depressione.

Il dolore ha molti nomi-sinonimi e termini desueti

- Fibromialgia-fibromyalgia (inglese)
- Sindrome da fibromialgia (SF)
- Sindrome fibromialgica
- Fibrosite
- Tendomiopatia diffusa
- Reumatismo muscolare
- Sindrome dolorosa miofasciale
- Neurastenia
- Reumatismo psicogeno
- Mialgia tensiva
- Reumatismo da tensione
- Reumatismo dei tessuti molli

Astenia e neurastenia

I quadri clinici di iperestesia cronica al dolore (SF) e di stanchezza cronica (CFS) non rappresentano una novità. Il termine medico per una debolezza diffusa, sia fisica che mentale, è astenia. Questo stato può dipendere da una predisposizione del soggetto colpito – in questo caso l'astenia è costituzionale – o essere causato da fattori esterni.

Durante la rivoluzione industriale, a metà del XIX secolo, fu pubblicato per la prima volta uno studio medico che raggruppava sotto un'unica definizione gli stati di spossatezza psico-fisica cronici. Il medico statunitense George Miller Beard (1839-1883) s'interessò particolarmente ai fenomeni biologici legati alle potenzialità dell'elettricità, all'epoca scoperte di recente. Inoltre, egli scrisse numerosi lavori su psicologia e patologia del magnetismo animale, chiaroveggenza e spiritismo. Nel 1869, una rivista medica di Boston pubblicò un articolo di Beard dal titolo «Neurastenia da esaurimento nervoso», dando così, per primo, un nome agli stati di spossatezza cronici.

Un anno più tardi, un altro lavoro del dott. Beard, «Il nervosismo americano, cause e conseguenze (esaurimento nervoso, neurastenia)», fu tradotto in tedesco e così questa «patologia americana» divenne nota in Europa con il termine di neurastenia.

Il dizionario clinico *Dornblüths* del 1927 fornisce, sotto il termine «neurastenia», una descrizione assai ampia, quasi attuale, di molti sintomi, che risulta valida anche per la fibromialgia per come la interpretiamo oggi. In Germania si continuò ad usare il termine clinico neurastenia almeno fino agli anni '40, alla fine, però, cadde in disuso. Seguì quindi un periodo in cui, fino ai tardi anni '80, gli stati dolorosi e di affaticamento cronici a livello psico-fisico furono misinterpretati o non presi in considerazione. Nello *Pschyrembel* del 1972, tale stato viene riportato in due sole righe sotto la voce «sindrome da fibrosite». C'era una grande confusione sui sintomi e le cause di questa patologia.

Soltanto dal 1990 esistono dei criteri applicabili nella prassi clinica, che hanno notevolmente migliorato la diagnosi della fibromialgia. I criteri di classificazione ACR rendono possibile la diagnosi di fibromialgia sulla base dell'anamnesi, ovverosia alle informazioni fornite dal paziente, e di un esame obiettivo dei punti algogeni alla digitopressione (tender points), indipendente da esami radiologici o di laboratorio. Nel dizionario enciclopedico di medicina *Roche* del 1998, alle voci «fibromialgia» e specialmente «tendomiopatia diffusa» vengono riportati alcuni sintomi della sindrome da fibromialgia (SF).

Dornblüth - Dizionario clinico, 1927

Neurastenia – debolezza, nervosismo, particolare forma di irritabilità, per cui le sensazioni psichiche sono troppo forti e persistenti e producono sintomi fisici parimenti forti e persistenti. Inoltre, spesso ci sono in primo piano una tendenza a paura, ansia e nevrosi fobiche e la sensazione di efficienza mentale o fisica. Queste, tuttavia, possono essere messe in secondo piano o nascoste da disturbi circolatori, vasomotorii e da sintomi di patologie fisiche comuni, disturbi cardiaci, gastro-intestinali, urinari ecc. come pure da senso di affaticamento e dolori.

Pschyrembel - Dizionario clinico, 1972

Sindrome da fibrosite – insieme di diverse forme di reumatismo dei tessuti molli (tessuti muscolari e nervosi).

Roche - Dizionario enciclopedico di medicina, 1998

Fibromialgia – Tendomiopatia generalizzata; possibile relazione con la sindrome da stanchezza cronica.

Tendomiopatia diffusa, (politopa) – sindrome fibromialgica, fibrosite, patologia delle aponeurosi d'inserzione diffusa, reumatismo psicogeno, considerato da alcuni autori come un quadro clinico a sé stante: sintomatologia dolorosa policentrica, meccanica, non spiegabile, delle inserzioni tendinee e dei muscoli (vertebrali e periferici) fortemente algogeni alla pressione, senza sufficienti reperti somatici, associata a disturbi vegetativi e funzionali, spesso su evidente base psicosomatica.

L'epidemia occulta

La sindrome da fibromialgia (SF) è una patologia largamente diffusa ed uno degli stati dolorosi più ricorrenti. Per frequenza, è la seconda malattia riscontrabile nei pazienti che si recano da un reumatologo. Negli studi di reumatologia, quasi un paziente su cinque soffre di una sindrome fibromialgica – e questo avviene in un contesto in cui, oggi come in passato, la sindrome è spesso oggetto di diagnosi errate oppure resta sconosciuta. Tuttavia, la sindrome da fibromialgia spesso si presenta come un reumatismo articolare (artrite reumatoide), epilessia o sclerosi multipla – patologie a cui il vasto pubblico rivolge decisamente una maggiore attenzione.

La sindrome da fibromialgia è stata osservata in tutto il mondo. Essa colpisce in ugual modo tutte le nazionalità e i gruppi etnici, senza distinzione di classe sociale e razza. Anche i bambini e gli adolescenti d'entrambi i sessi possono ammalarsi, con una minima differenza d'incidenza – uno studio ha evidenziato che, in circa un quarto dei pazienti osservati, si potevano rilevare i primi sintomi di sindrome fibromialgica già tra il 9° e 15° anno di vita. I risultati degli studi condotti indicano che la sindrome fibromialgica può, in qualche misura, essere favorita da una predisposizione genetica. Infatti, circa il 40% dei pazienti affetti da SF riferiscono di consanguinei che lamentano una simile sintomatologia.

In base alle stime, circa 5 milioni di statunitensi soffrono di fibromialgia. Quanto alla Germania, si possono presupporre almeno 1.600.000 ammalati. I dati italiani attualmente disponibili parlano di un numero oscillante tra 50.000 a 120.000 soggetti affetti da SF o CFS. I risultati degli studi condotti in Francia affermano che, quasi la metà degli intervistati ha sofferto di sintomi di stanchezza durante l'anno, che un quarto di questo gruppo aveva reiteratamente sofferto di tali sintomi e che un terzo dei parigini intervistati aveva registrato sintomi di stanchezza senza alcun motivo particolare.

In base a quanto riportato dalla stampa, in Germania la sindrome da fibromialgia è uno dei motivi più frequenti d'inabilità al lavoro e di prepensionamento – un'epidemia occulta, fonte di enormi costi per l'intero sistema sanitario e assistenziale. Questo fatto rappresenterebbe già un motivo sufficiente per provvedere a migliorare l'informazione e la sensibilizzazione su questo stato patologico, ancora largamente sconosciuto. Pertanto, è urgente e necessario potenziare gli sforzi per la ricerca delle cause e ricorrere a nuovi approcci terapeutici.

Epidemiologia: chi soffre di fibromialgia?

- Circa il 2% della popolazione totale
- Le donne sono colpite 7 volte più frequentemente degli uomini
- Circa il 7% delle donne in età compresa fra i 60 e gli 80 anni
- Bambini e ragazzi in numero crescente
- Circa 5 milioni di persone negli Stati Uniti
- Circa 1,6 milioni di persone in Germania

Diagnosi della fibromialgia

Tra gli anni '50 ed '80, la sindrome da fibromialgia è stata uno degli stati patologici cronici meno considerati, nonché l'oggetto di diagnosi errate, giacché imperava una grande confusione circa la sua diagnosi. Nel 1990, la Società Americana di Reumatologia (American College of Rheumatology - ACR) pubblicò per la prima volta i criteri diagnostici della sindrome da fibromialgia. Si trattava, innanzi tutto, di linee guida destinate alla ricerca, che risultarono, però, molto utili anche nella prassi medica per poter diagnosticare la fibromialgia.

I criteri furono messi a punto sulla base di dati provenienti da 20 diversi istituti medici, statunitensi e canadesi. I criteri diagnostici sono di facile comprensione ed applicazione, affidabili (altamente specifici, molto sensibili) ed hanno dato ottimi risultati nell'identificazione del paziente fibromialgico. La diagnosi di un caso di fibromialgia può essere redatta con l'aiuto dell'anamnesi (storia clinica pregressa) del paziente e l'esame dei tender points. Invece, non sono necessari esami radiografici e di laboratorio. Secondo i criteri diagnostici, nella sindrome da fibromialgia i tender points sono punti del corpo ben definiti, dolenti alla digitopressione, che non vanno confusi con i cosiddetti trigger points.

Criteri di classificazione della fibromialgia della Società Americana di Reumatologia, 1990

1. *Anamnesi di dolori diffusi*

Si parla di dolore diffuso quando sono soddisfatte le condizioni esposte qui di seguito: dolori bilaterali, dolori al di sotto e al di sopra delle anche. Inoltre, i dolori devono essere presenti sull'asse scheletrico (regione vertebro-cervicale, regione toracica anteriore, regione dorsale o lombovertebrale). Il mal di schiena con sede profonda va interpretato come dolore del segmento inferiore.

2. *Sensazione dolorosa alla digitopressione di 11 dei 18 punti*

Definizione

La digitopressione deve poter scatenare il dolore in almeno 11 dei 18 tender points.

Zona occipitale: bilaterale, alle inserzioni muscolari suboccipitali.

Tratto cervicale inferiore: bilaterale, superficie anteriore del segmento tra C5 e C7.

Trapezio: bilaterale, nel punto mediano del margine superiore del muscolo trapezio.

Sovraspinato: bilaterale, sulle inserzioni al di sopra della spina scapolare, in prossimità del margine mediale.

Seconda costa: bilaterale, superiormente, lateralmente alla seconda sincondrosi costo-condrale.

Epicondilo laterale: bilaterale, a 2 cm. distalmente dall'epicondilo.

Zona dei glutei: bilaterale, sul quadrante superiore esterno delle natiche, nella plica anteriore del muscolo.

Grande trocantere: bilaterale, posteriormente alla prominenza trocanterica.

Ginocchio: bilaterale, nella zona mediana del cuscinetto adiposo, in sede prossimale alla plica articolare.

La digitopressione dovrebbe essere effettuata con una forza di ca. 4 kg. All'esame manuale, il tender point deve risultare dolorante e non semplicemente «sensibile».

Tender points – punti localizzati con precisione sul corpo umano, in sede bilaterale, sulle inserzioni muscolo-tendinee e sulle articolazioni. Di solito, nei soggetti affetti da sindrome fibromialgica, la maggior parte dei tender points risulta dolente alla pressione.

Trigger points – irrigidimenti muscolari, ben apprezzabili alla palpazione, per lo più in forma di fascio, caratteristici della cosiddetta sindrome dolorosa miofasciale. La stimolazione dei trigger points provoca dolori a raggiera o una contrazione muscolare circoscritta.

Punti placebo – punti di controllo non algogeni alla pressione (contrariamente ai tender points) localizzati sulla fronte, distalmente sull'avambraccio e lateralmente sulla testa del perone.

La diagnostica di base della fibromialgia comprende l'intervista del paziente sui disturbi attuali e remoti (anamnesi) come pure un esame dei *tender points*, nel corso del quale il medico, usando il pollice oppure due o tre dita, esercita sui 18 punti definiti una pressione di circa 4 kg. Inoltre, di solito, egli effettua anche un controllo dei punti non dolenti alla digitopressione (punti placebo).

Tra l'altro, nel caso di pazienti cronici, è spesso buona norma effettuare esami ulteriori per escludere altre patologie, quali esami radiologici e di laboratorio o altri accertamenti diagnostici. Solitamente, in caso di sindrome fibromialgica, le malattie organiche sono assenti ed i risultati radiologici e di laboratorio risultano privi d'indicazioni o meglio sono nella norma. In particolare, la maggior parte delle volte non si riscontrano flogosi o malattie reumatiche e si può fare a meno della miobiopsia.

Nel caso di sindrome da fibromialgia, non esistono variazioni specifiche ed evidenti degli indici di laboratorio. I reperti virologici e batteriologici sono di solito senza valore diagnostico, le concentrazioni sanguigne di ormoni e neutrasmettitori possono risultare aumentate o diminuite e suggerire soltanto possibili disturbi del sistema dei neurotrasmettitori (neuro-ormoni). Nei soggetti affetti fa sindrome fibromialgica, anche i referti dell'esame del sistema immunitario non hanno fornito finora una prova certa della presenza di immunodeficienze. Le analisi chimiche di laboratorio hanno evidenziato che la presenza di certe proteine, che attaccano i tessuti del proprio corpo (autoanticorpi), è più frequente nelle famiglie di ammalati fibromialgici.

Ciò vale soprattutto per gli anticorpi anti-serotonina, anti-gangliosidi, anti-fosfolipidi, e viene interpretato come segno di predisposizione genetica alla fibromialgia.

Diagnostica di base della sindrome fibromialgica

Anamnesi

- Dolori cronici dell'apparato muscolo-scheletrico
- Stanchezza ed affaticamento cronici
- Scarsa resistenza
- Disturbi del sonno
- Cefalea
- Intestino o vescica irritabile
- Disturbi mestruali
- Disturbi psichici (disturbi di concentrazione, memoria, umore)

Tender points

- Almeno 11 dei 18 tender points indicati risultano dolenti alla digitopressione.

Punti placebo

- Al massimo 3 punti di controllo risultano dolenti alla pressione.

Assenza di patologie organiche

Referti radiologici nella norma

Indici di laboratorio nella norma

- Parametri flogistici nella norma
- Quadro ematico differenziale privo di indicazioni
- Indagini siero-reumatologiche negative
- Immunoglobuline non evidenti
- Mioenzimi nella norma
- Autoanticorpi anti-serotonina, anti-fosfolipidi anti-gangliosidi e anti-nucleoli positivi nel 30-70% dei casi.

Mio-biopsia negativa

Elettroencefalogramma (EEG) normale

- Eccezione: variazione nell'EEG durante il sonno profondo con fase Non-REM disturbata

La diagnosi della sindrome fibromialgia è resa difficile non soltanto dai molteplici disturbi possibili, ma anche da numerose patologie, che molto spesso sono concomitanti con la fibromialgia oppure patologie i cui sintomi «mimano» la fibromialgia. In medicina si definisce diagnosi differenziale la ricerca di patologie con uguali sintomi. In ogni caso, è necessario che il medico abbia intuito diagnostico per evitare appunto diagnosi errate e di conseguenza trattamenti sbagliati o addirittura dannosi.

Diagnostica per escludere altre patologie

- *Flogosi/Infiammazioni* – VES, proteina C-reattiva
- *Malattie organiche* – fegato (glucosio, albumina, GPT), reni (creatinina, albumina, urine)
- *Sangue* – quadro ematico complessivo differenziale
- *Ormoni* – Vitamina D3, prolattina, tiroxina
- *Infezioni* – Virus (Epstein-Barr, HIV, Herpes, citomegalovirus, epatite B eC), Borrelia, Clamidia, Yersinia
- *Sistema immunitario* – Autoanticorpi (ANA, ENA), anticorpi tiroidei, immunoglobuline, marker tumorali
- *Diagnostica per immagini* – Ultrasuoni (addome,) radiografia (torace), risonanza magnetica nucleare

In passato, la fibromialgia è stata molto spesso interpretata scorrettamente come una flogosi o una malattia reumatica. In effetti, il 20-30% dei pazienti affetti da artrite reumatoide s'ammalano anche di fibromialgia e una volta curata la flogosi articolare, migliorano, in genere, i disturbi artritici, ma non i sintomi da fibromialgia.

La sindrome fibromialgica è stata spesso confusa con patologie degenerative articolari o con infezioni, come, per esempio, l'infezione da morso di zecca ovverosia la malattia di Lyme. Spesso si osservano come patologie concomitanti emicrania o sindrome da stanchezza cronica (CFS).

Molti pazienti vivono un'annosa odissea attraverso la medicina in pressoché tutte le sue forme, prima che venga fatta loro l'esatta diagnosi di fibromialgia.

A seconda dei disturbi, oltre al medico di famiglia si consultano tanti medici delle specialità più disparate: oculisti, dentisti, otorinolaringoiatri, cardiologi, urologhi, ginecologi, neurologi e psichiatri, gastroenterologi, endocrinologi, ortopedici e reumatologi – la maggior parte delle volte senza alcun successo. In ogni caso c'è bisogno urgentemente di una migliore informazione chiarificatrice sia dei medici che dei pazienti.

Diagnosi differenziale della fibromialgia: patologie con sintomi simili o possibili malattie concomitanti

- Artralgia (dolori articolari)
- Artrosi (osteoartrite, usura articolare)
- Sindrome da stanchezza cronica
- (CFS)
- Malattie degenerative del tratto cervico-lombare
- Depressione
- Sindrome mialgica da eosinofili
- Miotendinosi diffusa
- Difetto della valvola miocardica
- Infezione per HIV
- Ipocondria
- Ipotiroidismo (ipofunzionalità della ghiandola tiroidea)
- Sindrome da cistite interstiziale
- Sindrome del tunnel carpale
- Malattie del collagene (sindrome di Sjögren, sclerodermia)
- Malattia di Lyme
- Emicrania
- Morbo di Bechterew
- Sclerosi multipla
- Sindrome dolorosa miofasciale

- Sindrome dolorosa
- Osteoporosi
- Polimialgia reumatica (reumatismo dei tessuti molli)
- Sindrome di Raynaud
- Vescica irritata
- Sindrome da intestino irritabile
- Artrite reumatoide
- Ipercinesi delle gambe (sindrome Restless legs)
- Spondilite anchilosante
- Lupus eritematoso sistemico (LES)
- Tendomiogelosi
- Tendomiosi

Christa: il labirinto delle diagnosi

Il martirio dei dolori cronici di Christa iniziò più di 30 anni fa, il giorno del suo ventiquattresimo compleanno. La giovane donna, attraente e piena di vita, si svegliò con un forte dolore al lato sinistro del volto, e con dolori nella zona interscapolare, occipito-cervicale e con l'intero lato sinistro del corpo compromesso – una situazione veramente drammatica per una mancina.

Nel corso dei 35 anni che seguirono, furono redatte molte diagnosi diverse, tra cui nevralgia del trigemino, artrosi dell'articolazione mandibolare, braccio del golfista o neuropatia da intrappolamento. Seguirono, quindi, numerosi tentativi di cura rimasti privi di successo. Inoltre, i dolori cominciarono a diffondersi anche al lato destro, principalmente al braccio destro e ad entrambe le gambe. A questo si aggiunsero mal di schiena, irritazione del tendine d'Achille, spine calcaneari bilaterali nonché ernia inguinale sul lato destro. Ma, ormai, a quasi 60 anni, Christa non voleva più farsi operare e la conseguenza fu la diagnosi «disturbo somatico» mentre il medico di famiglia era convinto che i dolori fossero una fantasia della paziente. Alla fine, un reumatologo le spiegò che soffriva di fibromialgia, una malattia non curabile, ma che poteva essere attenuata con un trattamento a base di antidepressivi. Christa fu operata al quadrante superiore sinistro con il nuovo metodo d'intervento sul dolore del quadrante, una volta che la diagnosi di fibromialgia era stata confermata con l'ausilio della digitopressione del meridiano dell'intestino crasso e dei polmoni Già ad una settimana dall'intervento, notò una mitigazione dei disturbi e tre mesi più tardi tutta la metà superiore del corpo era libera dai dolori.

Sintomi della fibromialgia

La sindrome fibromialgica è il camaleonte, il mago del travestimento delle malattie. I sintomi ed i segni della fibromialgia possono infatti imitare quelli di almeno altre 30 patologie. I disturbi, infatti, colpiscono il corpo nella sua totalità e possono essere attribuiti a quasi tutti gli apparati organici. A questi si aggiungono poi sintomi psichici del tipo più svariato. Per esempio, la fibromialgia può presentarsi sia sotto le spoglie del diabete che della sclerosi multipla.

Si può osservare una varietà di disturbi a carico degli organi come fegato, reni, cuore, apparato circolatorio o intestino. La respirazione, il sistema immunitario, ormonale e nervoso possono essere disturbati. E la sindrome fibromialgica può colpire ad ogni età persone di qualsiasi razza, indipendentemente dalla classe sociale

Per giungere ad una corretta diagnosi di questa sindrome, è molto importante la descrizione dei sintomi fatta dalla persona affetta. I sintomi primari sono dolori cronici, diffusi in tutto il corpo, affaticamento e spossatezza generalizzati, diminuita capacità di sopportazione fisica, disturbi del sonno, disturbi intestinali ed alla vescica, parestesie e disturbi dell'umore.

Sintomi frequenti della sindrome fibromialgica

- Ansia
- Sensibilità alle variazioni climatiche
- Sensibilità cutanea al tatto
- Cefalea cronica
- Disturbi premestruali
- Dolori all'articolazione mandibolare (sindrome temporo-mandibolare)

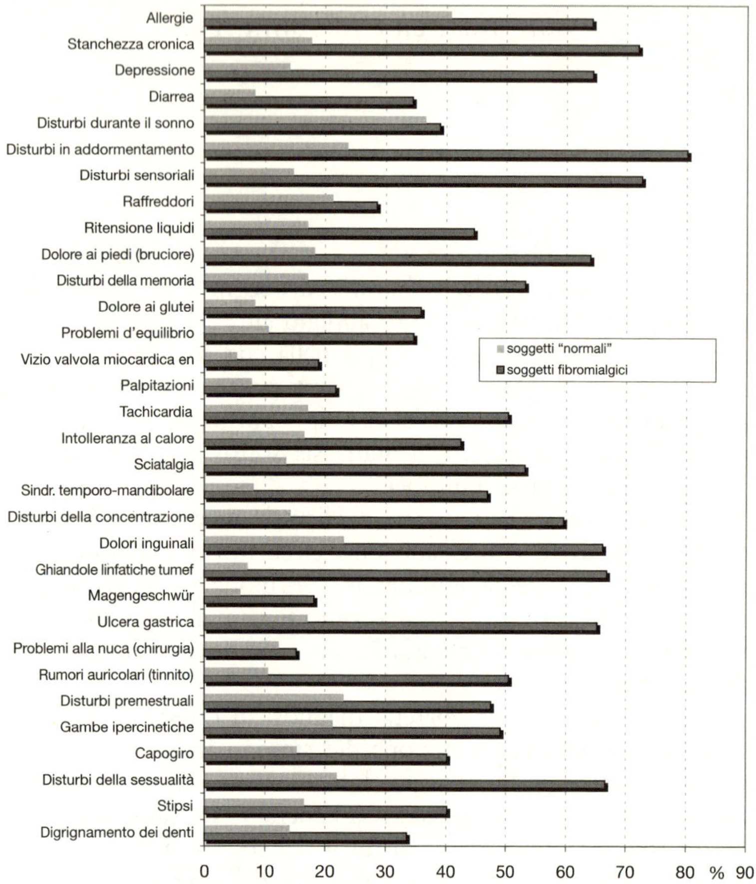

Ricorrenza dei sintomi in soggetti normali e fibromialgici
(secondo, N. Selfridge *Freedom from Fibromyalgia*, 2001)

- Mialgia cronica
- Parestesie (intorpidimento, formicolio)
- Ridotta resistenza fisica
- Rigidità articolare mattutina
- Sensibilità allo stress
- Sonno non ristoratore
- Stanchezza e spossatezza diffuse
- Stomaco e intestino irritabile

- Cattivo umore (Depressione)
- Vescica irritabile (frequente stimolo urinario)

Frequenza dei sintomi in soggetti fibromialgici e «normali»

I dolori cronici dei muscoli e dei tessuti molli sono il sintomo primario della sindrome fibromialgica. Coloro che ne sono affetti descrivono i loro disturbi più o meno con la frase «fa male tutto». Essi lamentano dolori che «circolano» nel loro corpo oppure dolori che rodono, profondi, improvvisi o brucianti. Tali dolori possono essere avvertiti in modo lieve o molto deciso e sono localizzati nel profondo di muscoli, tendini e legamenti. Sono comuni anche i dolori articolari. I dolori in tutto il corpo (stato doloroso generalizzato / diffuso) possono essere così forti da compromettere le capacità motorie e funzionali del soggetto colpito.

Di solito, il paziente fibromialgico accusa dolori fin dal risveglio, al mattino, e le articolazioni sono rigide (rigidità mattutina). Nel corso della giornata i dolori possono diminuire lievemente per poi peggiorare, di nuovo, verso sera. Più ci si muove, più aumentano i dolori. Allo stesso modo, freddo, condizioni di tempo umido, ansia e stress psichico possono esacerbare il dolore. Inoltre, molti pazienti riferiscono crampi e contratture muscolari, che, di preferenza, insorgono di notte, strappando la persona colpita dal profondo del sonno.

Susanne: 15 anni di dolore

All'epoca, 15 anni fa, Susanne non avrebbe mai potuto immaginare la via crucis che le si preparava. Aveva 29 anni, era felicemente sposata e madre di due bambini. Tutto ebbe inizio una sera, poco prima di Natale: era appena tornata dal parrucchiere ed aveva fatto una chiacchierata interessante con un'amica, nel freddo dell'inverno. Quando Susanne tornò a casa, la sua testa era fredda ed il gelo le aveva lasciato sul viso una sgradevole pelle d'oca, che, passando dal collo, arrivava fino alla spalla. Al mattino seguente, Susanne si ritrovò i dolori, che l'avrebbero accompagnata per quasi tutta la vita.

La sofferenza era pressoché insopportabile, i dolori le rodevano il viso, gli zigomi, le mascelle ed i denti. Susanne, presa da disperazione, si fece estirpare quattro denti sani, tuttavia il dolore non scomparve. Quindi iniziò a cercare un aiuto efficace, peregrinando da un medico all'altro. Si sottopose anche a due interventi al nervo facciale (diagnosi: nevralgia del trigemino), che, però, non sortirono alcun effetto.

I dolori si diffusero gradualmente, colpendo la testa, la nuca e le spalle. Inoltre, la mano destra di Susanne diventava sempre più debole, i piatti le cadevano di mano, le dita le formicolavano e la mano s'addormentava continuamente. Né le numerose visite mediche, né i farmaci risultavano utili contro il dolore.

La gioia maligna e non dissimulata dei suoceri, che cercavano di convincere loro figlio d'aver sposato la donna sbagliata – una che, a detta del medico del paese, era una malata immaginaria – faceva in modo che per Susanne fosse difficile andare avanti. E la situazione peggiorò ancora: ormai Susanne aveva a malapena la forza di camminare o di salire le scale.

Seguì una diagnosi di ernia del disco intervertebrale con il consiglio di sottoporsi ad intervento chirurgico. Un neurologo, invece, le diagnosticò una sclerosi multipla. Intanto, lo stato di dolore cronico aveva scatenato una depressione e Susanne non riusciva quasi più a concentrarsi. Finalmente, dopo quasi 15 anni esatti di dolore, le fu fatta la diagnosi giusta: fibromialgia.

Infine, grazie all'intervento sul dolore del quadrante, i dolori poterono essere finalmente curati con successo e tre mesi dopo l'operazione, i dolori al viso, alla testa, alla spalla destra ed al braccio erano scomparsi.

Tender points

Circa 20 anni fa, gli scienziati scoprirono che, su tutto il corpo, sono distribuiti dei punti particolari, fortemente dolenti alla pressione, che battezzarono *tender points*. I 18 tender points, la cui disposizione sul corpo è bilaterale e simmetrica, oggi ricoprono il ruolo più importante nella diagnosi della sindrome fibromialgica. Originariamente, in base ai criteri elaborati dai reu-

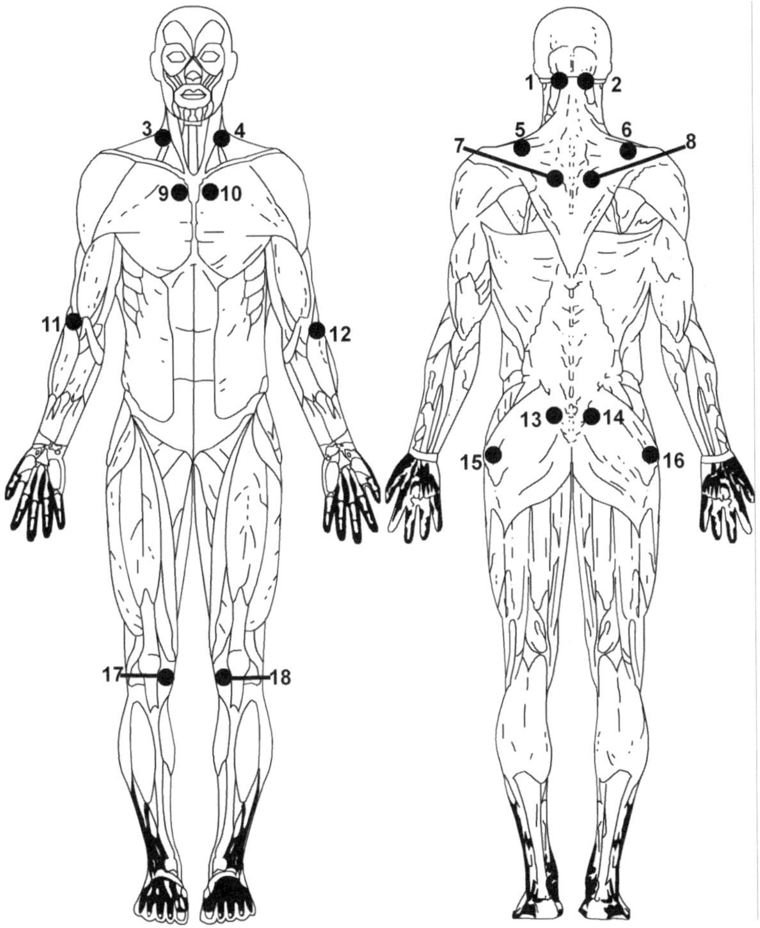

Rappresentazione schematica dei tender points (punti algogeni alla pressione) *in fibromialgia: 1-2 occipite 3-4 cervicale, 5-6 trapezio, 7-8 sovraspinato, 9-10 seconda costa, 11-12 epicondilo laterale, 13-14 glutei 15-16 prominenza trocanterica 17-18 interno ginocchio.* I punti di controllo non algogeni *si trovano su: fronte, clavicola, esterno avambraccio, pollice, faccia posteriore del femore e faccia interna del piede (secondo Riegel 2001)*

matologi americani, la reazione dolorosa alla digitopressione di 11 su 18 tender points rappresentava la condizione per partecipare agli studi di ricerca sulla fibromialgia.

Naturalmente, anche altri punti del corpo possono reagire con dolore alla pressione esercitata su di essi, tuttavia il dolore alla pressione avvertito in questi particolari tender points permette di distinguere i pazienti affetti da fibromialgia da quelli affetti da altre patologie. L'esame dei tender points avviene tramite una pressione del pollice, o meglio di due o tre dita, che sviluppa una forza di quasi quattro chilogrammi. Di norma, quando si esegue la digitopressione sui tender points di soggetti sani, questi non avvertono alcun dolore.

L'esame dei tender points permette di rilevare, su tutto il corpo, la diffusione dell'aumento di sensibilità al dolore. La gravità dei dolori e la loro distribuzione possono essere riassunte nel cosiddetto indice dei tender points.

Spesso accade che lo stesso paziente affetto da fibromialgia si meravigli della violenza del dolore, scatenato dalla pressione esercitata sui tender points. Per una migliore valutazione dell'intensità del dolore, si utilizza spesso anche un cosiddetto dolorimetro. Per distinguere esattamente tra dolore dei tender points e mancata risposta dolorosa alla digitopressione, si ricorre per controllo ai cosiddetti punti placebo, che, di norma, non hanno una reazione dolorosa alla pressione.

I tender points non devono essere confusi con i trigger points. Questi sono irrigidimenti muscolari, fasciformi, che, se premuti, causano dolore a raggiera in aree corporee limitrofe. Dal punto di vista diagnostico, i trigger points sono caratteristici della sindrome dolorosa miofasciale.

Disturbi del sonno

Circa il 90% dei pazienti fibromialgici lamenta disturbi del sonno: hanno difficoltà ad addormentarsi (disturbi nella fase presonno) oppure si svegliano più volte durante la notte, si girano e si rivoltano nel letto senza dormire e riescono a riaddormentarsi solo con molta difficoltà (disturbi durante il sonno). A questo problema si aggiunge un'ulteriore sfortuna: i pazienti si svegliano anche molto presto al mattino. Alla lunga, questi disturbi del sonno hanno un effetto logorante e molto spesso portano a sonnolenza diurna, spossatezza, stanchezza cronica e diminuzione delle prestazioni fisiche e mentali.

Spesso i pazienti raccontano d'avere anche il sonno leggero, ossia di svegliarsi al minimo rumore o alla più piccola variazione di temperatura. Altri, invece, affermano di dormire bene, ma i risultati degli studi condotti sul sonno hanno evidenziato che la qualità del sonno dei pazienti colpiti da fibromialgia è compromessa, anche se l'interessato non se ne accorge. La qualità del sonno dei soggetti fibromialgici può peggiorare notevolmente, nonostante il pattern del sonno sia del tutto normale.

I pattern del sonno vengono esaminati misurando con l'elettroencefalogramma (EEG) l'attività delle onde cerebrali nei diversi stadi del sonno. Normalmente, negli stadi più profondi del sonno non-REM si osservano onde cerebrali larghe, le cosiddette onde delta. Nei pazienti fibromialgici, non di rado si riconosce il disturbo del sonno profondo grazie alle onde alfa, onde piatte, ad alta frequenza, registrate dall'EEG.

Un sonno profondo e indisturbato è importantissimo per la rigenerazione del corpo. Infatti, i muscoli e gli altri tessuti del corpo possono rigenerarsi efficacemente solo se l'attività muscolare può riposare nel sonno profondo. Alcuni ricercatori ritengono che i disturbi del sonno siano un importante fattore nei dolori muscolari da fibromialgia, dato che alla muscolatura viene a mancare la quiete rigeneratrice durante la fase di sonno profondo.

Chi soffre di fibromialgia, la maggior parte delle volte si sveglia al mattino stanco e «con le ossa rotte» (sonno non ristoratore). Molti degli interessati, poi, non si rendono assolutamente conto dei propri disturbi, perché, durante la notte, non si destano mai completamente dal sonno.

REM e non-REM

- Il sonno REM – abbreviazione dell'inglese: *rapid eye movements (movimenti rapidi degli occhi).* Si tratta di un normale stadio del sonno a fasi, che può durare fino a 60 minuti ed è caratterizzato da movimenti bruschi e rapidi degli occhi.

- Sonno non-REM – altro stadio normale del sonno, quale il sonno profondo, senza movimenti bruschi e rapidi degli occhi.

Stanchezza

La stanchezza cronica è un altro sintomo primario della sindrome fibromialgica. Non c'è da meravigliarsi che una persona, affetta da continui disturbi del sonno, si senta stanca e abbattuta anche durante il giorno, specialmente nel primo pomeriggio.

Questo è dovuto principalmente al fatto d'aver dovuto rinunciare all'effetto ristoratore del sonno profondo. Alcuni pazienti fibromialgici si sentono continuamente stanchi e la loro normale capacità quotidiana, sia funzionale che motoria, ne risulta gravemente compromessa. In tal modo, il senso di spossatezza a fine giornata può considerarsi già programmato in precedenza.

I risultati delle ricerche scientifiche degli ultimi decenni hanno evidenziato che la stanchezza cronica è sia un sintomo primario della sindrome fibromialgica che una caratteristica della sindrome da stanchezza cronica (SSC/ CFS). Oggi si ritiene che tra le due sindromi ci sia una certa parentela riguardo ai sintomi, e possibili concordanze nell'eziologia. In base alle stime, il 50-70% dei pazienti fibromialgici soffre anche di sindrome da stanchezza cronica.

Il 50-80% dei pazienti fibromialgici riferiscono stanchezza grave e medio-grave. La stanchezza cronica può essere perpetuata o esacerbata da stress psichico e fisico, umore depresso, altre patologie, alimentazione carente o scorretta, sovraffaticamento e assunzione di farmaci.

Stanchezza sul lavoro

I ricercatori dell'Università di Maastricht hanno osservato per tre anni (dal 1999 al 2002) un campione di 8.000 dipendenti di diverse aziende, in buono stato di salute. Già dopo un anno, in un dipendente maschio su 10 si riscontrò uno stato continuo di spossatezza e stanchezza – e addirittura il 14% delle impiegate, inizialmente sane, era afflitto da questi stessi sintomi.

- Il rischio di soffrire di stanchezza e spossatezza aumentava di una volta e mezzo fino a raddoppiare, se le possibilità di autogestione del lavoro erano limitate oppure se mancava una collaborazione cordiale.
- Gli uomini con carico emotivo o fisico elevato e supporto carente da parte dei diretti superiori erano particolarmente esposti al pericolo di stanchezza.
- Nelle donne, il rischio di stanchezza era aumentato dal grande impegno lavorativo richiesto o dai conflitti con i colleghi.

Parestesie

Fra i pazienti fibromialgici, quasi uno su quattro riferisce di disturbi neurologici come sensazione di intorpidimento e formicolio a braccia e gambe. Le mani, i piedi e le articolazioni tibio-tarsali vengono avvertiti dal paziente come sformati e gonfi, sebbene alla palpazione ed all'esame visivo non sia possibile riscontrare alcuna tumefazione.

Quasi sempre, anche esami neurologici estesi non ottengono alcun risultato, i disturbi patologici di solito non sono dimostrabili e la causa delle anomalie sensoriali resta sconosciuta. Per tali sintomi non c'è una cura.

Tuttavia, se mai doveste notare che anelli e scarpe vi stanno stretti o che si può apprezzare chiaramente una tumefazione, allora è consigliabile recarsi dal medico. Tali gonfiori potrebbero essere causati da artriti, cardiopatie o variazioni dell'equilibrio ormonale nel sangue. Di solito, infatti, la fibromialgia non causa usura articolare (artrosi) o infiammazioni articolari (artrite).

Cefalee ed emicranie

Oltre il 40% dei pazienti fibromialgici soffre regolarmente, o meglio, quotidianamente, di cefalee, che occasionalmente sono di violenta intensità. Le cefalee da tensione iniziano nella zona cervicale superiore con un dolore perforante, causato dalla continua tensione muscolare. Più raramente, nei soggetti affetti da fibromialgia si riscontra la cefalea sotto forma di emicrania, che compare più o meno con la stessa frequenza rilevata nel resto della popolazione.

Hermann: l'emicrania non è solo una cosa da donne

Hermann è un uomo semplice, sportivo e abbronzato di 59 anni. Si presentò nel mio studio, ponendo un sacco di domande. Voleva sapere se fosse possibile soffrire di emicrania dall'infanzia, se l'attività manuale potesse far aumentare l'emicrania e se fosse mai possibile una connessione tra emicrania e dolori alla spalla destra.

Quando gli chiesi perché mai volesse sapere tutte queste cose, Hermann mi rispose: «Finora, tutti i medici che mi hanno visitato mi hanno fatto segno di no e mi hanno spiegato che l'emicrania è una cosa da donne e che non erano consentite ulteriori domande»!

Nel corso di un lungo colloquio, elaborammo i caratteri fondamentali della sua malattia: oltre al dolore cervico-brachiale ed all'emicrania, Hermann lamentava anche dolori alla spalla-braccio dipendenti dal movimento, più marcati sul lato destro. Da 20 anni, poi, il braccio destro gli si addormentava ogni notte. Infine, Hermann sciorinò un rosario di diagnosi redatte da altri medici (lombalgia, retrolistesi delle L3/L4, coxoartrosi destra, gonartrosi bilaterale) e disse che il lato destro dell'inguine ed entrambe le ginocchia gli facevano male specialmente quando percorreva dei tratti in discesa.

Nel corso della visita, applicando la tecnica digitopressoria, constatai una fibromialgia degna d'intervento al quadrante superiore destro. Hermann non stette a pensarci su troppo a lungo e dopo tre settimane si ripresentò per farsi operare. Già a una settimana dall'intervento sul dolore al quadrante, le emicranie erano scomparse e, ancora due mesi dopo, perdurava la piacevole assenza degli attacchi d'emicrania.

Intestino irritabile e stomaco nervoso

L'intestino irritabile è un disturbo delle funzioni intestinali, per il quale non si può stabilire alcuna causa organica vera e propria. I sintomi sono un'alternanza di stipsi e diarrea, permanente sensazione di flatulenza e dolori al ventre.

Si definisce stomaco nervoso un complesso di sintomi localizzati nell'alto ventre (dolori al ventre, bruciore di stomaco – pirosi gastrica – sensazione di peso, di pienezza, eruttazione, mancanza d'appetito, nausea e vomito). Di solito si tratta di un disturbo della motilità gastrica priva di cause organiche. La diagnosi di stomaco nervoso viene redatta, una volta che il medico ha escluso tutte le altre cause organiche.

Quasi un terzo dei pazienti fibromialgici ha delle recidive di diarrea, stipsi, pienezza, crampi addominali, flatulenza ed altri disturbi del sistema digestivo, sotto forma d'attacco. Se questi sintomi non spariscono da soli o, per esempio, dopo un qualche cambiamento dietetico o, ancora, dopo un auto-trattamento con farmaci da banco, allora sarà sensato recarsi da un gastroenterologo. Lo specialista potrà eseguire svariati esami per comprovare o escludere possibili patologie gastrointestinali oppure per stabilire che si tratta di disturbi puramente funzionali.

Vescica irritabile e cistite interstiziale

Molti pazienti affetti da fibromialgia, specialmente le donne, soffrono di uno stimolo ad urinare forte e frequente e di disturbi durante tale funzione, senza che siano affetti da infezioni alle vie urinarie. Questo quadro sintomatologico viene definito «vescica irritabile». Nella vescica irritabile primaria non sono accertabili alterazioni organiche o patologie scatenanti. Probabilmente, questa forma di vescica irritabile si basa su una disfunzione del sistema neurovegetativo, che controlla anche il funzionamento della vescica.

I disturbi legati alla vescica irritabile, incontinenza urinaria e disuria, sono particolarmente intensi nelle ore diurne, ma, solitamente, non disturbano il riposo notturno. Lo stimolo imperioso alla minzione può portare all'incontinenza urinaria e la sfumatura tra vescica irritabile ed incontinenza è a volte indefinita.

Alcuni studi hanno evidenziato che le donne affette da una cosiddetta cistite interstiziale spesso soffrono di fibromialgia e viceversa. La cistite interstiziale è un'infiammazione della parete della vescica, probabilmente causata da processi autoimmuni. I disturbi di questa patologia comprendono: frequente minzione, stimolo imperioso ad urinare, dolori al basso ventre con miglioramento dopo la minzione, disuria e difficoltà di svuotamento della vescica.

La diagnosi ed il trattamento della cistite interstiziale sono difficili: gli esami dell'urina risultano negativi, a parte, qualche volta, l'indicazione di eritrociti o leucociti. Tuttavia, all'esame endoscopico, la maggior parte dei campioni di tessuto evidenziano una flogosi della parete vescicole. L'esclusione dalla dieta alimentare di pietanze molto speziate può occasionalmente far sparire i sintomi.

Se i disturbi da vescica irritabile o cistite interstiziale sono troppo forti o resistenti, sarà opportuno recarsi da un urologo per un consulto diagnostico e terapeutico.

Dolori articolari

Spesso nei pazienti fibromialgici si riscontrano dolori a mani, polsi, gomiti, nuca, torace, anche, ginocchia, articolazione tibiotarsale e piedi. Sebbene di solito venga riferita una sensibilità al dolore nella zona articolare, quest'ultima generalmente non mostra d'aver subito modificazioni patologiche: il dolore s'irradia spesso dal punto d'inserzione del tendine sull'osso ed il soggetto interessato avverte dolore all'articolazione, benché questa non sia di per sé coinvolta nell'evento doloroso.

Normalmente, le infiammazioni del tendine (tendinite), della guaina tendinea (tendovaginite) o della capsula articolare (borsite) compaiono associate con una serie di movimenti ripetitivi e non abituali, per esempio lo scrivere continuamente a macchina. La fibromialgia mima, per così dire, tali dolori. Le terapie solitamente impiegate, come impacchi freddi, riposo e farmaci, pur essendo d'aiuto nelle vere flogosi di articolazioni, tendini e legamenti, risultano, invece, inefficaci nei dolori articolari da fibromialgia.

Dolori al torace

All'incirca un terzo dei pazienti fibromialgici è affetto da dolori al petto. Tali disturbi sono estremamente allarmanti perché potrebbe trattarsi di una patologia cardiaca. Tra l'altro, i risultati degli esami diagnostici e di laboratorio non evidenziano alcuna alterazione cardiaca patologica. Ciò vale particolarmente per donne adulte giovani o di mezza età, fertili.

Se il torace è dolorante alla palpazione, piuttosto che a una vera patologia cardiaca, si deve pensare a dolori che partono dallo scheletro osseo della gabbia toracica. Nella maggior parte dei casi, risultano particolarmente dolenti i punti d'inserzione sullo sterno delle cartilagini costali. In caso di dubbio, si dovrebbe chiarire il sospetto di una malattia cardiaca con una visita specialistica.

Sensibilità al freddo

Molti pazienti di fibromialgia soffrono d'una particolare sensibilità al freddo e in circa il 40% di essi sono riscontrabili disturbi che somigliano alla sindrome di Raynaud.

Nel XIX secolo, il medico francese Maurice Raynaud descrisse un fenomeno morboso con disturbi circolatori alle mani, causati da vasocostrizione. Il quadro clinico può manifestarsi soltanto alle mani, a volte anche ai piedi da solo o associato ad altre patologie. Freddo, stress psichico, congelamento, particolari malattie del sangue, patologie dei tessuti tendinei (artrite reumatoide, sclerodermia) o vibrazioni (utilizzo di martelli pneumatici) possono scatenare attacchi di dolore con colorazione delle dita inizialmente bianca e poi bluastra, infine, il ripristinarsi della circolazione restituisce una colorazione rossa.

Si suppone che l'elevata incidenza di tali disturbi nei pazienti fibromialgici sia dovuta alla proliferazione, nelle loro piastrine ematiche, dei recettori della noradrenalina, un neurotrasmettitore o messaggero.

Disturbi di memoria e concentrazione

Un paziente fibromialgico su quattro lamenta difficoltà di concentrazione e disturbi di memoria. Questi sintomi indicano una ridotta resistenza psichica del paziente e la cosa non deve sorprenderci, se teniamo conto dei numerosi sintomi o anche della resistenza fisica del soggetto, che risulta molto compromessa dalla sindrome da fibromialgia.

Se dopo aver composto un numero telefonico non si ricorda più il motivo della chiamata, allora c'è un interessamento della memoria breve. Ma non sono rari anche i disturbi della memoria lunga, come, per esempio, quando sfuggono totalmente alla memoria nomi o luoghi ben noti. Nei pazienti fibromialgici i disturbi della memoria possono essere così gravi che l'interessato non riesce più a far fronte ai propri compiti professionali o non è in grado neppure di completare la lettura di una frase.

La fibromialgia pediatrica

La sindrome fibromialgica non è una patologia esclusiva dei soggetti adulti, ma può comparire anche nei bambini. I sintomi e la sindrome associata compaiono con le stesse modalità riscontrate negli adulti. La complicanza diagnostica in pediatria dipende dal fatto che i giovani pazienti spesso non sono in grado di descrivere i sintomi ed i disturbi, cosa che, regolarmente, porta ad una diagnosi errata.

È noto che molti pazienti adulti ricordano la presenza dei sintomi anche nell'infanzia e nella giovinezza. Contrariamente a quanto accade nei pazienti adulti, l'incidenza della fibromialgia in ragazzi e ragazze è pressoché uguale. Si pensa che gli ormoni sessuali femminili abbiano un ruolo importante nel determinare la preponderanza di pazienti di sesso femminile nell'età adulta.

Con l'aumentare della conoscenza della fibromialgia da parte della classe medica e dell'opinione pubblica, sarà possibile redigere diagnosi esatte con maggiore precocità e frequenza anche nei casi riguardanti bambini ed adolescenti. Ciò è molto importante, perché attraverso un'azione precoce si potrebbe prevenire la cronicizzazione del dolore, ovverosia la «programmazione» errata della memoria del medesimo.

Diagnosi errate nei bambini affetti da fibromialgia

- «artrite giovanile»
- «dolori da accrescimento»
- «disturbi psichici»

Johanna: una bimba nel frutteto

Johanna (37 anni) mi si presentò in studio con una diagnosi di fibromialgia. Non era soddisfatta delle cure tentate da circa tre anni a questa parte e voleva informarsi su nuove terapie. Ad eccezione della testa, le faceva male tutto il corpo: collo, nuca, spalle, braccia, articolazioni delle mani, schiena, trocantere ed entrambe le ginocchia. Inoltre, soffriva di addome flatulento e vescica irritabile. Da un'approfondita intervista risultò che aveva problemi nello scrivere (aveva un'occupazione di tipo contabile) e che, soltanto a fatica, riusciva a sbrigare le faccende domestiche.

«Dottore, ho un'ala paralizzata, mi sento come un merlo con un'ala rotta!»

Alla mia domanda, se avesse avuto già molto prima dei disturbi simili, s'insospettì e volle sapere quanto «molto prima» intendessi. «Beh, diciamo nell'adolescenza o addirittura in età scolare...» le suggerii. «Così tanto prima? Ma sì, avrei dovuto saperlo!!»

E allora la giovane donna mi raccontò che, all'età di otto anni, aveva aiutato a cogliere la frutta e a raccogliere i ribes. « Quest'attività rappresentava per me, contemporaneamente, la cosa più bella e più brutta. Era bella, perché, essendo una bimba, mi potevo rimpinzare di frutta, ma era brutta perché la raccolta era difficile ed alla lunga mi facevano male le braccia. Dopo una settimana, quasi non potevo più muovere le mani. La nonna allora mi strofinò le braccia con sego di cervo, dicendomi che così l'infiammazione della guaina dei tendini (tendovaginite) si sarebbe presto calmata.» Capimmo così l'origine della malattia: il sovraccarico verificatosi nell'infanzia aveva avuto come conseguenza che le braccia non erano ritornate mai più veramente a posto. Servendomi della digitopres-

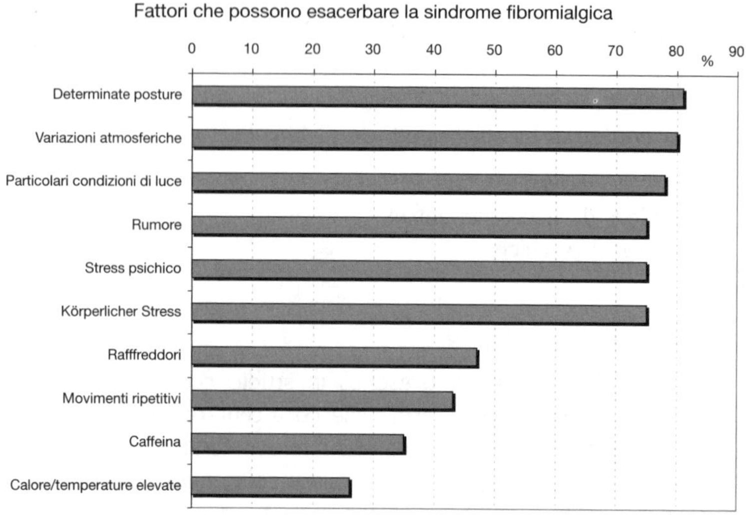

sione, confermai la diagnosi di fibromialgia: era presente uno spiccato interessamento del quadrante superiore destro. L'intervento fu effettuato dopo un periodo di riflessione di tre mesi. La paziente aveva contattato molti dei miei pazienti, che si erano già sottoposti ad operazione, e non le fu difficile decidersi per l'intervento sul dolore al quadrante.

Già a sei settimane dall'intervento, Johanna, raggiante di gioia, riferiva un miglioramento nella regione della mano e del braccio e spalla destri. Anche il lato sinistro si riprese dai dolori. Oggi è in grado di svolgere senza sforzo tutte le attività domestiche e lavorative.

Fibromialgia - Realtà e credenze

Molto è stato scritto sulla sindrome fibromialgica: sta di fatto, però, che, ora come allora, le vere cause di questa patologia restano sconosciute. E sta di fatto anche che molti medici e la maggioranza dell'opinione pubblica sono troppo poco informati sulla realtà di questa malattia. L'elevata percentuale di diagnosi errate e il grosso numero di pazienti non curati nel corso degli ultimi decenni provano la grande scarsità d'informazione concernente la fibromialgia. Se siete affetti da sindrome fibromialgica o se soffrite dei suoi sintomi, forse vi suoneranno familiari le seguenti «credenze sulla fibromialgia». Probabilmente, nel corso della vostra annosa ricerca di un rimedio efficace, qualcuno avrà raccontato anche a voi cosa s'intende per fibromialgia – e forse oggi siete ben informati su ciò che è esatto e cosa non lo è.

La ricerca scientifica ha conseguito progressi significativi rispetto a molti quesiti riguardanti le cause della fibromialgia. Ormai è noto che almeno tre importanti sistemi di controllo del corpo umano prendono parte all'evento patologico: i sistemi immunitario, endocrino e neurologico. I risultati attuali della ricerca sul dolore indicano, inoltre, che, con un trattamento precoce, si può evitare la cronicizzazione dei dolori. Se non lo si fa, nel cervello può aver luogo una «programmazione sbagliata» del dolore cronico – un tale circuito di regolazione della percezione dolorosa patologica è quasi impossibile da interrompere. Molti pazienti sanno che, in assenza di trattamento o nel caso di una cura non appropriata, i dolori vanno sempre più peggiorando.

Per questo è molto importante che vengano corretti le idee false e superate come pure le credenze e gli errori relativi a questa malattia. Ciò migliora le possibilità di trattamento precoce ed efficace del paziente fibromialgico e aumenta le probabilità che il paziente affetto da sindrome dolorosa venga preso sul serio e rispettato per quello che è: un essere umano che soffre.

1. *La fibromialgia è una miopatia*

Realtà dei fatti: la fibromialgia non è una miopatia

Molti medici concordano sul fatto che la fibromialgia è una malattia, ma, erroneamente, credono che sia una malattia muscolare. Questa facile conclusione è ovvia, giacché il paziente avverte il dolore in tutta la muscolatura del corpo, ma è, comunque, sbagliata.

Negli ultimi cento anni, questa idea sbagliata s'è radicata anche nella letteratura medica e fino a poco tempo fa, questa patologia veniva definita quasi correntemente come una «infiammazione delle fibre muscolari «(fibrosite) o «reumatismo muscolare».

A tale valutazione errata avevano contribuito anche i risultati di studi, che, nei pazienti fibromialgici, avevano evidenziato numerose anomalie della struttura muscolare: le fibre muscolari si presentavano come «mangiate dalle tarme», i campioni di tessuto muscolare presentavano fibre rosse «sfrangiate», le fibrille muscolari apparivano come separate tra di loro (separazione delle miofribille) e le membrane delle cellule muscolari erano «dentellate».

Oggi sappiamo che tutti questi referti non ci dicono nulla sulla fibromialgia e che non sono specifici di questa patologia. Al contrario, si tratta di referti fuorvianti, che non sono d'aiuto né al paziente, né al medico, poiché non offrono né un valido aiuto al paziente, né una traccia promettente per quanto riguarda la ricerca delle cause della malattia. Anche se si continuano a cercare cause muscolari, a queste ricerche non si attribuisce più un grande valore.

I dolori sono il fattore limitante il movimento fisico del paziente fibromialgico rispetto ad un soggetto sano. La muscolatura è sollecitata e «in attività» in misura ridotta, il tessuto muscolare si adatta a posture antalgiche ed alla sottoutilizzazione attraverso variazioni strutturali. Inoltre, il rapido insorgere della stanchezza rafforza questo processo di «disattivazione» dei muscoli.

In aggiunta, uno studio attuale ha accertato che i pazienti affetti da fibromialgia posseggono in realtà una muscolatura normale con normale potenza muscolare.

2. *La fibromialgia è una malattia metabolica*

Realtà dei fatti: la fibromialgia non è causata da disfunzione metabolica

Per decenni sono circolate teorie mediche, che presupponevano come causa della fibromialgia una disfunzione metabolica delle cellule corporali. La compromissione del metabolismo delle cellule muscolari potrebbe anche favorire l'insorgere di mialgie.

I risultati degli studi condotti hanno evidenziato nei pazienti fibromialgici la presenza di alterazioni nelle «fabbriche d'energia» delle cellule (mitocondri). Inoltre, è stata osservata una diminuzione del contenuto di «carburanti cellulari» come l'ATP (acido adenosin-trifosforico), l'ADP (acido adenosin-difosforico) e l'AMP (acido adenosin-monofosforico). Questi carburanti (vettori energetici) sono molto importanti per la funzionalità muscolare. Nei pazienti affetti da fibromialgia risulta insufficiente anche la quantità di fosfocreatina presente, un metabolita importante per la muscolatura scheletrica striata-obliqua. Spesso, poi, nella muscolatura dolorante sono stati rilevati valori d'ossigeno fuori della norma – troppo elevati o troppo bassi, a seconda dei ricercatori.

Tutti questi studi, però, avevano un punto debole comune: si era stabilita una comparazione tra la muscolatura di volontari sani e quella di pazienti fibromialgici. A prima vista può sembrare corretto fare un tale paragone – però, in questo modo, non si tiene conto di un dato reale, che, cioè, circa l'ottanta per cento dei pazienti affetti da fibromialgia si trova in una condizione fisica miserevole. Infatti, a causa dei dolori, la loro muscolatura non è come quella dei soggetti sani, bensì enormemente fuori allenamento. Da ciò si è dedotto che i risultati relativi al metabolismo sarebbero stati uguali, se si fossero paragonati soggetti sani fuori esercizio fisico e soggetti sani allenati. Fino ad oggi resta non comprovato che la fibromialgia dipenda da un disturbo del metabolismo.

3. *La fibromialgia è una malattia infettiva*

Realtà dei fatti: finora nessuno è stato in grado di dimostrare in modo convincente che la fibromialgia sia causata da infezioni batteriche o virali, o meglio da microrganismi

La ricerca medica ha cercato, a lungo e con molta attenzione, microrganismi che potessero essere la causa della fibromialgia. Alla fine, due microrganismi sono risultati particolarmente sospetti: il virus Epstein-Barr e la *Borrelia burgdorferi*, un batterio che causa la cosiddetta malattia di Lyme (borelliosi di Lyme).

Il virus Epstein-Barr appartiene alla famiglia degli herpes virus, con cui quasi tutti siamo venuti in contatto, almeno una volta, nella nostra vita. I virus di questo gruppo causano la varicella, la mononucleosi infettiva, l'herpes e malattie infiammatorie da raffreddamento. I pazienti affetti da fibromialgia sono evidentemente più vulnerabili rispetto a questo genere d'infezioni, tuttavia non c'è una prova dell'importanza eziologica di questo virus.

L'eventuale collegamento tra borreliosi di Lyme e fibromialgia ha scatenato molta confusione tra tutti gli interessati (pazienti, medici e scienziati). L'infezione del paziente con una borreliosi di Lyme è la conseguenza di un morso di zecca. Una quota di soggetti affetti da borreliosi di Lyme (ca. 10-25%) sviluppano una fibromialgia nel giro di pochi anni dal trattamento efficace dell'infezione. D'altra parte, è stato dimostrato che circa il 25-50% di tutti i pazienti, che erano stati sottoposti a trattamento antibiotico per una borreliosi di Lyme, in realtà non erano affetti da questa malattia. Essi soffrivano di una fibromialgia, che non era stata diagnosticata correttamente. Fino ad oggi non è stato possibile dimostrare che questo batterio è causa di fibromialgia.

4. *La fibromialgia è una malattia immunitaria*

Realtà dei fatti: fino ad oggi non è stato possibile dimostrare che questa malattia è causata da un disturbo del sistema immunitario

Di solito il sistema immunitario è il porto d'attracco, quando si va alla ricerca di cause inspiegabili. In passato si era spesso detto che il sistema immunitario potesse causare oppure anche guarire la fibromialgia.

Tra l'altro, è evidente che il sistema immunitario non è del tutto estraneo allo sviluppo della fibromialgia: in quasi tutti i pazienti fibromialgici si riscontra una proliferazione di determinati anticorpi, che, normalmente, sono raramente osservabili in soggetti sani (anticorpi antinucleo o autoanticorpi, come gli anticorpi anti-serotonina, anti-gangliosidi ed anti-fosfolipidi). Gli anticorpi sono cellule di difesa specifiche nei confronti di particolari sostanze estranee presenti nel corpo, contenenti un determinato antigene (macroproteine prodotte dai linfociti B).

Questi anticorpi, però, sono soltanto un gruppo delle sostanze di difesa e ci sono molti anticorpi che potrebbero avere un ruolo nell'insorgere della fibromialgia. Infatti, le alterazioni del sistema immunitario potrebbero essere sia l'effetto che la causa di una fibromialgia.

5. *La fibromialgia è una malattia psichica*

Realtà dei fatti: benché le alterazioni dell'elaborazione dei segnali nel sistema nervoso ricoprano probabilmente un ruolo importante, finora non è stato dimostrato e resta estremamente improbabile che la causa della fibromialgia sia una malattia esclusivamente psichica

Dato che la ricerca di cause di tipo fisico non aveva avuto successo, la ricerca medica si rivolse con impegno al sistema nervoso centrale ed ai meccanismi di elaborazione del dolore.

In un primo momento, gli scienziati si concentrarono sui processi che innescano il dolore, lo trasmettono e lo elaborano. Furono esaminati molti fenomeni di natura elettrica e biochimica relativi all'elaborazione e percezione del dolore: gli aminoacidi come il triptofano, i neurotrasmettitori come la serotonina, i canali / dotti ionici delle cellule nervose e sostanze endogene analgesiche come le endorfine.

Il neurotrasmettitore serotonina si evidenziò come sostanza chiave: molti studi furono in grado di dimostrare che nei pazienti fibromialgici il quantitativo di serotonina disponibile è inferiore a quello presente nei soggetti sani. Poiché spesso nella depressione c'è una carenza di serotonina, i medici iniziarono ad utilizzare anche nel trattamento dei pazienti fibromialgici quei farmaci antidepressivi, che innalzano il tasso di serotonina (i cosiddetti inibitori del re-uptake / ricaptazione specifico della serotonina o SSRI). In tal modo si è potuto aumentare il livello di serotonina dei pazienti, ma, tuttavia, molti sintomi della fibromialgia hanno continuato ad essere presenti.

Un ruolo importante nell'elaborazione e trasmissione del dolore in tutto il corpo è chiaramente ricoperto dalla sostanza P (la P sta per pain (ingl.) = dolore), un messaggero neuronale intracellulare. Attraverso la sostanza P, le cellule nervose, o neuroni, possono essere rese particolarmente sensibili ai segnali dolorosi. Le concentrazioni di sostanza P rilevate nei pazienti fibromialgici appaiono raddoppiate o anche triplicate rispetto a quelle osservate nella popolazione normale. Probabilmente, in caso di fibromialgia, per reazione all'aumentata sensibilità al dolore indotta dalla sostanza P, il corpo produce in grande quantità dei killer del dolore endogeni, come la dinorfina, che ha un'azione analoga all'oppio.

6. *La fibromialgia è causata da disturbi del sonno*

Realtà dei fatti: i pazienti fibromialgici soffrono di disturbi del sonno per il semplice fatto che hanno continuamente dolori

Nell'ambito di studi condotti sul sonno, sono state fatte delle osservazioni sorprendenti: in molti pazienti fibromialgici, lo stadio rigeneratore del sonno profondo risulta disturbato. Durante questa fase (sonno non-REM) viene liberato nel corpo l'ormone della crescita (ormone GH), che prende parte a numerosi «processi di riparazione».

Negli uomini che soffrono della cosiddetta sindrome d'apnea notturna, il sonno viene interrotto da fasi, brevi o più lunghe, di attività respiratoria ininterrotta. Anche se la sindrome d'apnea notturna può essere curata con successo, resta il fatto che persistono invariati i disturbi di una fibromialgia concomitante.

Nel corso di uno studio, il sonno dei soggetti sani veniva interrotto a fini sperimentali e ne risultò che questo poteva far insorgere dolori non dissimili da quelli avvertiti da ammalati di fibromialgia; se, però, i partecipanti all'esperimento venivano lasciati dormire normalmente per qualche giorno, i sintomi della fibromialgia scomparivano di nuovo.

I pazienti fibromialgici si svegliano spontaneamente dal sonno tre volte più spesso dei soggetti sani. Questi disturbi durante il sonno sorgono senza un motivo evidente e ci vogliono 5-10 secondi prima che il sonno normale possa riprendere. All'occasione, i sonniferi sono certamente in grado di migliorare il sonno, ma, la maggior parte delle volte, gli altri sintomi della fibromialgia non ne vengono influenzati.

7. *La fibromialgia è causata da traumi*

Realtà dei fatti: nessuno sa perché spesso determinati sintomi della fibromialgia sono osservati dopo un evento traumatico (trauma)

Molti pazienti fibromialgici credono che i loro disturbi siano, in certo qual modo, la conseguenza di un incidente e molto spesso citano un incidente d'auto. Tuttavia, per quanto riguarda quasi tutti gli altri sintomi, questi pazienti quasi non si differenziano dalla popolazione normale. Pertanto questo tipo di quesito è assai poco studiato. È stato condotto uno studio comparativo tra pazienti fibromialgici, che non erano in grado di stabilire un legame fra la loro malattia ed un evento traumatico, e pazienti che mettevano la loro patologia in relazione con un evento ben determinato (fibromialgia post-traumatica). Lo studio ha così evidenziato che i pazienti con fibromialgia post-traumatica erano più sensibili al freddo e meno a luce, rumore e stress psichico. Essi erano, invece, più esposti a malattie dovute all'esecuzione di una serie di movimenti ripetitivi ed alla sciatica. Più raramente lamentavano dolori al basso ventre, disturbi della sessualità e tachicardia, mentre, per contro, erano soggetti più spesso alla «sindrome delle gambe irrequiete» (restless-legs-syndrom). I motivi di questi fenomeni sono sconosciuti.

8. *La fibromialgia è una trovata da «furbi»*

Realtà dei fatti: è difficile immaginare che una persona, invece d'andare a lavorare, preferisca starsene a casa a spassarsela con dolori insopportabili!

Uno degli aspetti più avvilenti della fibromialgia è l'insinuazione che le persone affette da questa malattia, siano «simulatori» e «fraccomodi» che scansano il lavoro per intascare la pensione d'invalidità e vecchiaia. Ma queste opinioni non sono piuttosto indicative di coloro che fanno tali insinuazioni? Marchiando e ghettizzando ci si toglie facilmente dai piedi delle persone con sintomi patologici inesplicabili, comodamente e affrontando una resistenza minima!

È sufficiente dare uno sguardo alla letteratura medica degli ultimi 50 anni per invalidare questo giudizio sfavorevole. Infatti, fin dagli anni ottanta per lo meno, la fibromialgia è una patologia riconosciuta dalla medicina, da parte, cioè, delle società nazionali di reumatologia e dall'Organizzazione Mondiale della Sanità (OMS).

Sta di fatto, invece, che questo tipo di pregiudizi ha contribuito affinché a molti pazienti fibromialgici non venisse redatta una diagnosi esatta e non fosse instaurata per tempo una terapia efficace.

Infatti, in media ci vogliono dai 5 ai 7 anni, includendo innumerevoli e per lo più inefficaci tentativi di cura sia ambulatoriali che ospedalieri, prima che un paziente affetto da fibromialgia possa ricevere una diagnosi corretta. Al contrario, se rinunciasse a giudicare comodamente a priori gli ammalati, diagnosticando precocemente la fibromialgia ed instaurando una terapia mirata, il sistema d'assistenza sanitaria potrebbe anche risparmiare spese notevoli.

Stato attuale delle conoscenze scientifiche

- La fibromialgia non è una malattia letale, bensì incurabile
- Le cause precise della fibromialgia sono ancora oscure
- Diagnosticare la fibromialgia è difficile
- Il trattamento della fibromialgia è sintomatico

- Lo studio della fibromialgia continua
- Si deve dare il benvenuto a qualsiasi nuovo approccio terapeutico che sia d'aiuto al paziente
- C'è da aspettarsi migliori approcci terapeutici dalle nuove conoscenze sulla genetica e biochimica della fibromialgia

Cause della fibromialgia

La ricerca delle cause di questa misteriosa malattia assomiglia ad un romanzo giallo: ci sono molte false piste, un perché oscuro e molti sospetti, forse addirittura una congiura! In base alle conoscenze attuali, la fibromialgia è una patologia con molte cause (eziopatogenesi multifattoriale) e, infatti, perché una sindrome fibromialgica venga notata, devono essere chiaramente concomitanti diversi fattori. Le opinioni degli esperti circa le cause sono però, oggi come in passato, divise se non opposte.

Normalmente, nella ricerca delle cause di una malattia, sono d'aiuto i metodi di ricerca scientifica come i metodi biochimici o i procedimenti per immagine, gli esami di laboratorio e la sperimentazione animale. Nel caso della fibromialgia, fino a tutt'oggi, non si è riusciti a trovare un esame di laboratorio specifico per questa malattia nonché inequivocabile da un punto di vista diagnostico.

Per molti anni, medici e scienziati hanno creduto che nei pazienti fibromialgici non fossero presenti disturbi severi delle funzioni del corpo, giacché gli esami di laboratorio non davano alcuna indicazione in questo senso. Ciò vale almeno per le visite di routine. Ma con speciali esami chimici di laboratorio, immunologici e neurormonali, è stato possibile osservare deviazioni dalla norma ben definite e tipiche. La strada, però, è ancora molto lunga prima di poter mettere fine alla ricerca delle cause di questa patologia: lo studio del rebus fibromialgia continua.

Geni ed ereditarietà

Studi epidemiologici hanno dimostrato che, in tutto il mondo, un enorme numero di persone è affetto da sindrome fibromialgica. Si ritiene che per ogni 100 persone vi sia una percentuale stimabile tra l'1% ed il 5% che soffre di questa patologia. S'è visto, inoltre, che la fibromialgia può insorgere prediligendo famiglie o gemelli: un'indicazione per una predisposizione ereditaria d'impronta diversa.

Circa il 40% dei soggetti colpiti da fibromialgia riferiscono di familiari che lamentano sintomi simili ai loro. Partendo da ciò, è probabile che sarà possibile dimostrare una predisposizione genetica alla fibromialgia. È possibile che l'ereditarietà della fibromialgia sia autosomica dominante: una persona con quest'anomalia genetica sarà colpita da disturbi ed è anche possibile che questa ereditarietà sia di penetranza variabile, ovvero che altri influssi genetici potrebbero mitigare la severità della patologia.

Poiché la fibromialgia colpisce prevalentemente le donne, si sospetta che sul cromosoma Y, presente solo nei maschi, possa esserci un gene che protegge da questa patologia. Potrebbe anche darsi che ci sia un'anomalia del gene preposto al riversamento in circolo del messaggero serotonina e che questo fatto causi svariati sintomi. Poiché le aspettative di vita dei pazienti fibromialgici sono più brevi e nel sistema muscolo-scheletrico degli interessati si riconoscono sintomi d'invecchiamento precoce, al processo patologico potrebbe prendere parte anche un gene, che controlla l'invecchiamento.

Probabilmente chi non è mai colpito dalla fibromialgia è protetto da un gene particolare. Inoltre, sembra anche che il non aver subito severi traumi fisici e/o psichici, in grado di scatenare la fibromialgia, renda i soggetti meno vulnerabili nei confronti di questa patologia.

Muscolatura

Di recente, per esaminare con maggiore precisione i campioni di tessuto muscolare prelevati a pazienti fibromialgici, si è fatto ricorso anche al microscopio elettronico. Tuttavia, le alterazioni strutturali abnormi osservate non sono risultate specifiche per la fibromialgia. Però, le analisi chimiche effettuate su questi campioni hanno evidenziato che, in muscolature particolarmente sensibili al dolore, potevano essere presenti concentrazioni anomale di fosfati ricchi d'energia. Con l'ausilio della tomografia nucleare spettroscopica, sono state rilevate concentrazioni ridotte del fosfato adenosin-trifosfato (ATP). Tuttavia, i risultati degli studi successivi hanno messo in evidenza che tali variazioni sono da ricollegare all'inattività muscolare piuttosto che ad un disturbo del metabolismo muscolare, specifico della fibromialgia, in altre parole, tali variazioni costituiscono una conseguenza della fibromialgia e non la sua causa.

Oggi la fibromialgia può essere chiaramente distinta dalla cosiddetta sindrome dolorosa miofasciale. Infatti, nella fibromialgia, almeno 11 dei 18 *tender points* risultano doloranti, mentre nella sindrome dolorosa miofasciale soltanto alcuni trigger points sono doloranti, o meglio, il dolore s'irradia da essi. Al contrario di quanto riguarda la fibromialgia, la sindrome dolorosa miofasciale viene fatta risalire ad un'alterazione abnorme del tessuto muscolare. Fino ad ora non è stato comprovato che questo valga anche per la fibromialgia, o meglio, non è ancora stato chiarito.

Allo stesso modo, non è chiaro se i minuscoli danni alle miofibre, che accadono normalmente durante l'attività muscolare – i cosiddetti microtraumi – non abbiano un ruolo nei dolori e nella stanchezza muscolare della fibromialgia. Questi microtraumi, di solito, vengono «riparati» durante la fase profonda del sonno grazie agli ormoni della crescita (GH, fattore di crescita di tipo insulinico, ovvero sia IGF-1). Non è stato ancora sufficientemente chiarito se la riparazione dei microtraumi sia influenzata negativamente dai disturbi del sonno collegati alla fibromialgia oppure dalla minore immissione, comprovata da studi effettuati, di IGF-1.

Traumi fisici

Spesso c'è la convinzione che certe lesioni (traumi) potrebbero essere all'origine della sindrome fibromialgica. In realtà, è stata notata una chiara concomitanza temporale tra l'insorgere dei disturbi fibromialgici e un evento traumatico e, a questo riguardo, i più citati dai pazienti sono gli incidenti d'auto, gli incidenti sul lavoro e le infezioni gravi.

Eppure una spiegazione così semplice non è, presumibilmente, corretta. Inoltre, questo significherebbe che «qualcosa» o «qualcuno» è «colpevole» della malattia e l'attribuzione della colpa non è di grande aiuto, quando le cause effettive sono, semplicemente, ancora sconosciute. Oltre a ciò non si dispone di studi convincenti in proposito e, per di più, il ruolo causale dei traumi fisici rispetto alla fibromialgia non è quasi per niente oggetto di ricerca.

Traumi psichici

I risultati di alcuni studi suggeriscono una possibile implicazione dei traumi psichici nell'insorgere della fibromialgia. In particolare, tra i pazienti fibromialgici sono stati riscontrati, con frequenza significativa e superiore rispetto al resto della popolazione, i traumi psichici derivanti da molestie sessuali in età infantile. Tali contesti sono stati osservati anche nei soggetti che soffrono di sintomi da intestino irritabile o pirosi gastrica, con una predilezione dei soggetti di sesso femminile.

Tuttavia i risultati di studi effettuati su pazienti fibromialgici con una storia di molestie sessuali sono contraddittori. Infatti, mentre da uno studio risultava che quasi la metà dei pazienti aveva avuto esperienze di questo genere, un altro studio non evidenziava alcuna differenza rispetto a pazienti reumatici o addirittura a soggetti sani. Attualmente non è possibile affermare che i traumi psichici causano la fibromialgia: senza dubbio, i traumi psichici come incidenti, episodi di molestie e violenza o anche la perdita di persone care possono agire da fattore scatenante.

Stress

Quello di stress è un concetto elastico. Se collegato alla fibromialgia, esso si riferisce alle molteplici pressioni e richieste esterne a cui è esposta una persona che vive nella difficile civiltà industriale, altamente tecnicizzata e «civilizzata». In effetti la fibromialgia è stata riscontrata più frequentemente nelle nazioni industrializzate, come U.S.A., Canada, Scandinavia, Germania, Francia, Italia ed Olanda. Questo è da ricollegarsi anche con il fatto che in questi paesi lo studio di questa malattia è avanzato, perché, in effetti, sono stati osservati casi di fibromialgia anche in Sud Africa, Giappone, Israele, India, Pakistan e Taiwan.

Un continuo stress fisico e psichico come pure le frustrazioni hanno un ruolo nei sintomi primari della fibromialgia: stanchezza cronica, spossatezza e dolore. Lo stress individuale non dipende da classe sociale, razza e nazionalità del soggetto interessato.

Infatti, il carico di stress e le pretese eccessive del mondo circostante vengono vissuti da ciascuna persona in modo diverso. Pertanto non si possono fare affermazioni affidabili circa il ruolo causale dei fattori di stress nell'insorgere della fibromialgia.

I segnali di stress mettono in moto nel corpo una quantità di reazioni: la pressione sanguigna sale, il battito del cuore si fa più frequente, gli ormoni dello stress vengono riversati in circolo ed il corpo si prepara all'azione «combattimento o fuga». Ma cosa accade o cambia nel corpo quando una persona è costretta a vivere continuamente in stato di stress, sia perché non può fuggire dal lavoro e dalla famiglia, sia perché non è in grado di combattere efficacemente la propria impotenza e frustrazione dinanzi ad attacchi professionali o personali? L'unica cosa certa è che uno stile di vita, che pretende troppo a livello fisico e psichico, contribuisce ad un rapido affaticamento, alla predisposizione alle malattie nonché all'invecchiamento precoce.

I risultati di studi effettuati negli anni '90 hanno mostrato che nella fibromialgia sono documentabili i disturbi dell'asse ipotalamo – ipofisi – corteccia surrenale, che regola l'immissione in circolo dei cortisoni (ormoni dello stress). Questi risultati sono stati interpretati nel senso che i pazienti con fibromialgia mostrano reazioni da stress, nonostante l'assenza di quest'ultimo.

Sistema nervoso e dolore

Da qualche tempo sono state intraprese ricerche più ampie orientate sui meccanismi biochimici e neurologici della fibromialgia. Gli svariati sintomi di difficile comprensione ed i dolori nei tessuti muscolari e delle parti molli hanno fatto nascere il sospetto che la fibromialgia potrebbe nascere nel sistema nervoso centrale. Con sistema nervoso centrale s'intendono il cervello ed il midollo spinale rispetto ai nervi periferici, che partendo dal midollo spinale nutrono la pelle, la muscolatura e le ossa.

Un'ipotesi sull'origine della fibromialgia afferma che nel cervello è presente un disturbo dei neurotrasmettitori, necessari per elaborare le informazioni ricevute. I neurotrasmettitori prendono parte anche all'elaborazione delle informazioni relative al dolore. Questo spiegherebbe perché il dolore sia percepito, nonostante manchi un fattore scatenante. Sulla base di questa teoria, i pazienti fibromialgici vivrebbero in un perenne ed errato stato di «allarme doloroso».

Molti dei risultati ottenuti nel corso di studi hanno contribuito ad una migliore comprensione dell'elaborazione del dolore e della sua percezione. Il sistema nervoso centrale, il midollo spinale, i nervi periferici ed i neurotrasmettitori, o meglio, i loro rapporti con la sindrome fibromialgica, sono stati studiati in maniera intensiva. Oggi, alcuni risultati molto promettenti ci permettono almeno di esaminare più attentamente il modo d'azione del dolore, che nei pazienti fibromialgici è alterata patologicamente.

Soglia del dolore ridotta

Se applicato alla fibromialgia, il concetto di «falso allarme del dolore» significa che per un lungo periodo si ha un'aumentata percezione del dolore. Volendo esprimere lo stesso concetto con altre parole, si potrebbe dire che, in caso di fibromialgia, la soglia del dolore si abbassa (soglia del dolore ridotta). Tuttavia agli stessi pazienti fibromialgici la soglia del dolore e la percezione del medesimo appaiono del tutto normali.

Se si considera che la pressione sui cosiddetti *tender points* viene avvertita come dolorosa soltanto dai pazienti fibromialgici, e non dai soggetti di controllo sani, questo indica proprio un'alterazione della sensazione dolorosa. Ciò non vuol assolutamente dire che i pazienti fibromialgici «s'immaginano» i loro dolori, ma, piuttosto, che la percezione del dolore, in caso di fibromialgia, tende ad esacerbare anche il minimo disturbo, trasformandolo in un dolore molto forte.

Queste considerazioni hanno fatto sì che l'elaborazione del segnale degli stimoli dolorosi nel sistema nervoso venisse studiato con maggiore precisione. Nella fibromialgia, la chimica dell'elaborazione del dolore sembra effettivamente alterata.

Percezione disturbata del dolore

La percezione del dolore è regolata da una quantità di processi biochimici all'interno ed all'esterno dei neuroni ed è «calibrata» su un determinato livello, altrimenti noi sentiremmo sempre dolore (come i fibromialgici) oppure non lo sentiremmo mai. Un'importante sostanza – segnale all'interno dei neuroni è la cosiddetta sostanza P (vedi pagina 52) che funge da messaggero del dolore nelle propaggini neuronali collegate al midollo spinale. La sostanza P causa l'entrata in circolo di un altro messaggero (glutammato), che a sua volta attiva messaggeri (prostaglandine), che trasmettono al sistema nervoso centrale l'informazione di un evento doloroso.

Per contro, i neurotrasmettitori serotonina e gli oppioidi endogeni (endorfine) svolgono una funzione di repressione del dolore. In condizioni normali, la sostanza P e la sua antagonista serotonina sono in equilibrio, di modo che non si può generare alcun segnale di dolore irragionevole. Pertanto, sia un eccesso di sostanza P che una carenza di serotonina porterebbero allo stesso risultato: un aumento della sensibilità al dolore senza uno stimolo motivato.

Oggi possiamo accettare in toto che, qualsiasi ne sia la ragione, nei pazienti fibromialgici è presente un'alterazione del sensibile equilibrio percezione-regolazione del dolore. Sappiamo, inoltre, che l'elaborazione delle informazioni nel sistema nervoso è flessibile ed adattabile: ciò vuol dire che anche i segnali di dolore possono essere «appresi» e «memorizzati». Gli stimoli dolorosi cronici ad un certo punto vengono classificati come normali e s'insediano nella persona come permanente percezione dolorosa. La ricerca definisce questa capacità del sistema nervoso come «neuroplasticità».

Da quando si conosce la funzione della neuroplasticità, si è avuta una trasformazione radicale della terapia del dolore. C'è oggi unanime consenso sul fatto che i dolori debbano essere trattati quanto più precocemente e radicalmente possibile, per evitare il pericolo di una cronicizzazione del dolore dovuta alla capacità di apprendere del sistema nervoso (neuroplasticità). Per questo motivo, e proprio in caso di fibromialgia, è d'importanza decisiva che la malattia sia riconosciuta e curata precocemente. Infatti, più a lungo s'ignorano i dolori, più elevato è il rischio che la loro intensità aumenti e vengano « programmati» nel sistema nervoso in maniera sempre più incontrollabile.

Non si dovrebbe dimenticare che il dolore è una percezione motivata e di vitale importanza: un segnale d'allarme a difesa delle funzioni fisiche. Una delle tante teorie sulle cause della fibromialgia afferma che in questa patologia ha luogo un'abnorme esacerbazione dei segnali del corpo, che, per coloro che ne sono afflitti, si trasforma in una fonte di dolori cronici. Ma, come abbiamo detto, si tratta soltanto di una delle tante spiegazioni.

Sostanza P

Le ricerche sulla sostanza P hanno prodotto le prove più convincenti per la supposizione che l'alterazione dell'equilibrio dei neurotrasmettitori riveste un ruolo importante come causa nell'insorgere della fibromialgia. Uno studio ha dimostrato che nei pazienti fibromialgici le concentrazioni del liquido del midollo spinale (liquido cefalo-rachidiano) erano chiaramente più elevate. Infatti, rispetti a soggetti normali, le concentrazioni erano triplicate e questi reperti sono stati confermati, poi, da ulteriori studi.

Tuttavia restano in sospeso ancora molte domande circa l'importanza della sostanza P per la fibromialgia:

- Non si sa se nei pazienti fibromialgici la sostanza P è più elevata in tutte le ore del giorno e della notte.
- Non è chiaro se questa anomalia è il motivo principale dei dolori cronici o solo uno dei tanti.

- Non si sa se negli altri stati dolorosi sono presenti simili variazioni delle concentrazioni di sostanza P.

Inoltre non sappiamo se un soggetto può ammalarsi di fibromialgia anche se la concentrazione di sostanza P nel liquido cefalo-rachidiano è del tutto normale.

Serotonina

L'importanza del messaggero serotonina rispetto alla fibromialgia è ancora largamente inspiegata. La serotonina è un messaggero che può scatenare nell'organismo una serie di effetti, poiché ci sono recettori cellulari di questa sostanza molto diversificati. Una cosa però è certa: la serotonina prende parte alla regolazione dell'elaborazione del dolore insieme alla sostanza P.

Se il metabolismo della serotonina è alterato, l'intensità della percezione dolorosa da parte dell'interessato può essere mutata in modo incontrollabile: una stretta di mano, un infarto cardiaco o una lesione della pelle possono causare dolori d'eguale forza. Qualcosa di simile avviene anche per l'equilibrio dell'umore: la serotonina partecipa alla regolazione dello stato di quest'ultimo. Coloro che sono colpiti da variazioni dell'umore sono alla mercè di oscillazioni dell'umore incontrollabili, come mania oppure depressione.

Il precursore della serotonina è l'amminoacido essenziale triptofano, che normalmente viene introdotto nel corpo con il cibo. I risultati di studi hanno mostrato che nei pazienti fibromialgici, il triptofano ed altri 6 aminoacidi sono presenti in concentrazioni minori. D'altra parte ci sono numerosi motivi per queste concentrazioni ridotte di triptofano, che hanno a che fare con i processi metabolici.

Molti studi hanno comprovato che i pazienti fibromialgici hanno troppo poca serotonina nel sangue: si è potuto anche evidenziare che c'è una relazione tra livello di serotonina nel sangue ed intensità della sensazione dolorosa. In particolare, si sa che i trombociti incamerano serotonina, che viene poi rilasciata durante il processo di coagulazione del sangue. Rispetto ai soggetti sani, i pazienti fibromialgici avevano chiaramente meno serotonina nelle piastrine. Oltre a ciò si è potuta provare una relazione tra tasso di serotonina dei trombociti e numero di tenderpoints doloranti.

I risultati di questi studi hanno offerto un'ulteriore indicazione per l'origine del ridotto tasso di serotonina: nei pazienti fibromialgici sono stati ritrovati anticorpi anti-serotonina. Gli anticorpi sono cellule immunitarie, che possono distruggere determinate sostanze, in questo caso la serotonina.

La serotonina è molto importante anche per l'equilibrio ormonale del corpo. L'ipofisi (ghiandola pituitaria), che fra l'altro controlla la produzione dell'ormone della crescita IGF-1 nel fegato e quella di sostanze di tipo cortisonico nelle ghiandole surrenali, ha molti recettori della serotonina. Pertanto troppo poca serotonina può contribuire ad una regolazione ormonale alterata e scatenare svariati disturbi in tutto il corpo.

Il fatto che determinati farmaci antidepressivi non solo sono in grado d'influenzare positivamente il metabolismo seratoninico, ma anche la percezione del dolore in caso di fibromialgia, sottolinea l'importanza di questo messaggero per la fibromialgia. I cosiddetti inibitori della ricaptazione della serotonina (SSRI), che rendono disponibile più serotonina sulle sinapsi dei neuroni, vengono impiegati in molti casi con successo nel trattamento della fibromialgia.

Il medico giusto

La maggior parte dei pazienti fibromialgici sa bene quanto sia difficile trovare un medico che prenda sul serio i loro disturbi. Di solito, la regola, piuttosto che l'eccezione, è un'annosa odissea da medico all'altro. Il primo passo è il più difficile: il paziente deve trovare un medico che abbia dimestichezza con la diagnosi clinica della fibromialgia: un medico di questo tipo sarà anche ben preparato sulle possibilità di cura.

Nella maggior parte dei casi, ci si rivolge in primo luogo al medico di famiglia, all'internista o al ginecologo. Anche i reumatologi dovrebbero essere ben informati su diagnosi e terapie della fibromialgia. Molti pazienti, tra l'altro, hanno avuto esperienze avvilenti con gli ortopedici: spesso l'ortopedia privilegia ancora in modo eccessivo i principi della «medicina di riparazione», ovvero sia si muove, alquanto unilateralmente, in direzione di una mobilitazione rapida ed una terapia del dolore a volte povera d'idee. In particolare, le pazienti riferiscono una catalogazione troppo rapida della fibromialgia come disturbo somatoforme da parte degli ortopedici, per non parlare delle etichette «è tutta immaginazione» oppure «disturbo psichico». Se c'è una specializzazione medica a cui gioverebbe molto l'adozione di una visione globale delle patologie da trattare, o meglio, degli ammalati, ebbene questa è l'ortopedia.

Esempi di diagnosi ortopediche errate in pazienti fibromialgici

- «Usura dell'articolazione del ginocchio»
- «Achillodinia»
- «Dolore fibromialgico irradiante»
- «Prolasso di disco intervertebrale in fase iniziale»
- «Sindrome delle faccette vertebrali»
- «Spina calcaneare»

- «Disturbi ginecologici»
- «Sindrome cervico-spinale»
- «Artrosi dell'anca»
- «Artrosi ilio-sacrale»
- «Sindrome lombovertebrale»
- «Osteoporosi»
- «Mal di schiena»
- «Artrosi della spalla»
- «Piede piatto»
- «Disturbo somatoforme»
- «Reumatismo dei tessuti molli»

Renate o l'arte di camminare

A causa dei dolori che avvertiva al ginocchio destro, Renate, a 40 anni, si sottopose ad un esame endoscopico con levigazione/appianamento chirurgica della superficie articolare del ginocchio. I problemi al ginocchio erano più o meno marcati da 4 anni, a destra più pronunciati che a sinistra, e le innumerevoli cure a base di iniezioni (infiltrazioni), effettuate da medici sportivi ed ortopedici, non l'avevano liberata dai disturbi. Anche un'artroscopia, che era stata eseguita due anni prima, non aveva avuto successo.

Nel frattempo, Renate non era più in condizioni di salire le scale, non riusciva neppure più ad utilizzare i predellini per montare sul treno. A causa dei dolori, le era pressoché impossibile piegare l'articolazione del ginocchio. Renate riusciva a malapena ad accoccolarsi e poteva chinarsi solo a costo di grandi dolori. Talvolta i dolori s'irradiavano fin nei glutei e nella schiena, a volte, avvertiva bruciore alla pianta dei piedi. Inoltre, i crampi notturni al polpaccio ed i disturbi del sonno le rendevano la vita impossibile.

Infine, le fu redatta la diagnosi «gravissima usura dell'articolazione del ginocchio destro». Così, l'articolazione del ginocchio fu sostituita con una protesi, ma già poco tempo dopo l'intervento, i vecchi dolori ritornarono con la solita intensità. Nonostante mesi di ginnastica riabilitativa, Renate non riusciva a stendere il ginocchio operato senza avvertire dolore, né ce la faceva a caricare sui talloni, quando camminava. Seguì allora un ricovero riabilitativo più lungo. Tra l'altro, la terapia fisica era possibile solo con l'impiego di analgesici. Il ripetersi di radiografie non evidenziò alcuna patologia e l'articolazione artificiale era evidentemente in ordine: un rebus irrisolvibile per i medici curanti!

Fino a quel momento, l'intera arte medica non era riuscita a combinare nulla per Renate e, la prima volta che parlai con lei, mi disse: «Sa, dottore, in effetti è da sei anni che ho dolori invariati e continui, indipendentemente da quello che cercano di farmi credere i medici!»

Dalla diagnosi per digitopressione risultò una reazione dolorosa molto spiccata dei punti di pressione tipici della fibromialgia, e così, dopo alcuni giorni di riflessione, Renate acconsentì ad un'operazione al malleolo interno destro. Quattro settimane dopo l'intervento sul dolore al quadrante, Renate entrò nel mio studio camminando eretta: dopo anni, i dolori cronici erano stati finalmente sconfitti.

Informazione e scelta del medico

In qualità di pazienti, siete liberi di sceglierví il medico. Se vi imbattete in un medico poco informato oppure in un dottore che ha un atteggiamento sprezzante verso la fibromialgia, è consigliabile continuare a cercare finché non avrete trovato un medico che prenda sul serio i vostri disturbi e vi ascolti a sufficienza. Entrambi questi tratti sono importanti premesse basilari per la diagnosi della fibromialgia. Oltre all'esame dei tender points, il secondo pilastro diagnostica è la storia pregressa del paziente (anamnesi).

È sempre consigliabile informarsi sulla propria malattia prima di recarsi dal medico. Nel caso abbiate già il sospetto di poter essere affetti da fibromialgia, dovreste utilizzare le possibilità d'informazione oggi disponibili:

- recatevi in una libreria ben fornita per farvi un'idea panoramica delle pubblicazioni di consultazione sulla fibromialgia;
- recatevi in una biblioteca pubblica ed informatevi sulla fibromialgia, con l'aiuto di opere di consultazione medica, dizionari, testi specializzati in reumatologia, ortopedia e terapia del dolore;

- navigate in Internet per cercare informazioni sulla fibromialgia: se non siete in grado di farlo da soli, chiedete a qualcuno d'aiutarvi nella ricerca;
- prendete contatto con i gruppi di auto-sostegno nelle vostre vicinanze, che possono farvi avere informazioni sulla fibromialgia.

Oggi come in passato, dovete considerare che la fibromialgia è ancora poco conosciuta, sia dai medici che dal vasto pubblico. Per questo motivo è meglio che voi stessi siate ben informati. In questo modo, potrete porre al medico le domande giuste e ricevere risposte soddisfacenti.

Informazioni sulla fibromialgia in rete

- per la vostra ricerca, utilizzate i cosiddetti motori di ricerca e digitate i termini «fibromialgia», «sindrome fibromialgica», «fibromyalgia» (in inglese) oppure FMS
- cliccate in modo da visualizzare soltanto le pagine Web italiane oppure tutte le pagine internazionali
- Informazioni utili si trovano consultando
  - www.google.it
  - www.altavista.it
  - www.yahoo.it

Inoltre, troverete informazioni sui contatti Internet anche nel capitolo di questo libro dedicato all'assistenza al paziente.

Trovare il medico giusto

- Per prima cosa, fatevi consigliare dal vostro medico di famiglia
- Fatevi consigliare da un internista
- Fatevi consigliare da un reumatologo
- Informatevi presso un gruppo di autosostegno per farvi indicare un medico che abbia esperienza di fibromialgia
- Evitate i medici dai quali non vi sentite capiti
- Evitate i medici che non vi dedicano tempo e attenzione sufficienti
- Evitate i medici che vi fanno le seguenti domande: «Dove fa male? Indichi la parte del corpo dolorante!»

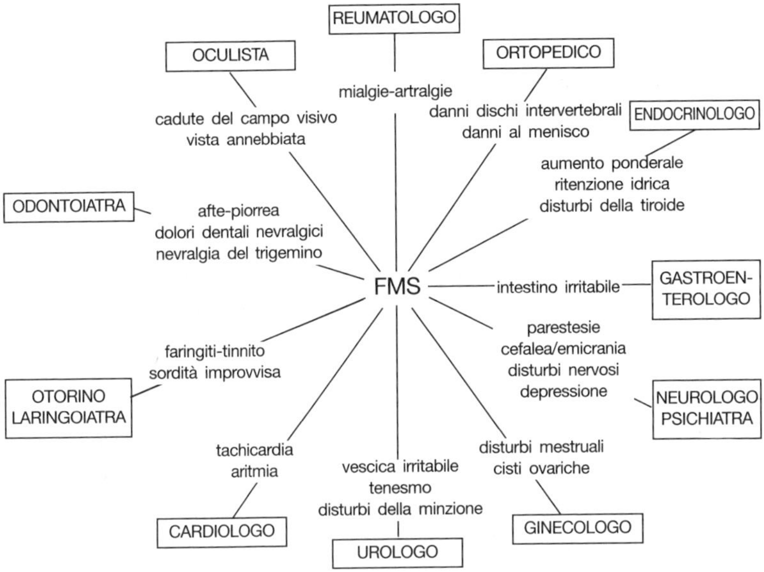

Specialisti eventualmente coinvolti nella diagnosi e/o trattamento della sindrome da fibromialgia (SF) (secondo Hoffmann/ Lindner, 1999).

- Lasciate subito lo studio, se dopo cinque minuti di consulenza vi propone un intervento
- Diffidate di proposte terapeutiche e terapeuti considerati credibili dalla vulgata popolare
- Una sala d'aspetto strapiena potrebbe essere l'indizio che la terapia forse non è poi efficace come si afferma
- Usate il vostro diritto a scegliere e, in caso di dubbio, cambiate medico
- Decidetevi per il medico giusto in base alla vostra valutazione e convinzione
- Seguite le vostre sensazioni interiori, non lasciatevi confondere, decidete in modo consapevole e con una buona informazione preliminare

Che lo si critichi o meno, ai giorni nostri, l'iniziativa personale ed una dose di sana diffidenza costituiscono, per coloro che cercano un aiuto medico, le premesse importanti per il successo della propria decisione a favore di un medico o di un metodo terapeutico. Non lasciatevi scoraggiare: ci sono anche molti medici ben informati. Per quanto possa suonare difficile, è vostro compito trovare uno di questi medici.

Melanie - Fibromialgia invece di reumatismi

A sette anni Melanie della Zillertal era una bambina graziosa, con l'argento vivo addosso. Un giorno, mentre giocava, era scivolata da un albero precipitando di schiena su una cotica erbosa, da un'altezza di due metri. Nonostante i dolori alla schiena, alla testa, nelle braccia e fra le scapole, Melanie dovette continuare ad aiutare i genitori in fattoria. All'epoca, il medico promise alla madre che i dolori sarebbero spariti con la crescita. Invece, i dolori alla testa ed al volto divennero sempre più forti, come pure quelli alle articolazioni dei polsi. Ma il medico di famiglia sapeva cosa fare: «La piccola ha capelli folti e forti per cui le trecce sono troppo pesanti per la sua testolina e, quindi, bisogna farle sparire!» A nulla valsero i pianti e le preghiere, le trecce furono tagliate e dall'età di 14 anni in poi, Melanie portò i capelli tagliati corti. Tuttavia i dolori non andarono via.

Melanie, ancora oggi, non ha dimenticato questa esperienza: «Ogni volta che mi lamentavo per un dolore, mi tagliavano qualcosa!» Quando ebbe al metatarso destro, le tolsero un pezzo delle eminenze della pianta dei piedi. Quando avvertì dolori al ginocchio destro, le asportarono il menisco. In presenza di dolori all'inguine, le volevano asportare l'utero per prolasso. Da allora Melanie non s'è fatta più avvicinare da un medico.

Melanie aveva 42 anni, era sposata e più volte madre, quando venne da me per la prima volta – si autodefiniva vecchia. Sebbene fosse già stata operata al polso per una sindrome del tunnel carpale, a causa dei dolori cronici non era in grado di svolgere le faccende domestiche. Oltre a ciò, Melanie soffriva perennemente di ronzio auricolare, disturbi della masticazione, infiammazioni dei seni frontali e dolori alla cassa toracica. Era considerata una paziente reumatica sieronegativa e tuttavia veniva sottoposta a trattamento cortisonico. Melanie si era rivolta a me perché i reumatologi avevano intenzione di sottoporla a una chemioterapia con il methotrexate, una potente tossina cellulare.

Dall'esame fisico con la tecnica della digitopressione risultò che Melanie aveva sofferto di fibromialgia, da quando era caduta dall'albero. La fibromialgia aveva colpito i quadranti superiore ed inferiore di destra, mentre la parte sinistra del corpo era meno interessata dai dolori. Dopo un'intervento al quadrante destro superiore, le cefalee ed i dolori al volto sparirono nell'arco di un mese, e sei mesi dopo l'operazione al quadrante destro inferiore Melanine era libera da disturbi. E, anche senza trecce, oggi si sente una ragazzina di 43 anni.

Il primo contatto con il medico

Trovare un buon medico è difficile tanto quanto trovare un buon avvocato. Forse non siete consapevoli di questa realtà, perché l'autorappresentazione della classe medica afferma proprio il contrario: tutti i medici sono ugualmente bravi, andate pure dal primo medico che capita! Pensate, invece, che le generalizzazioni sono sempre sbagliate e che i medici non sono bravi tutti allo stesso modo, così come non lo sono gli artigiani, i funzionari di polizia, i consulenti finanziari, i tour operators o gli insegnanti. I tempi in cui il medico poteva essere considerato un «semidio in camice bianco» sono passati da parecchio. Per molti aspetti, gli studi medici odierni danno l'impressione di un'impresa borghese, orientata al mercato ed alla concorrenza e soggetta ai cambiamenti economici quanto un negozio di autoricambi.

I motivi di questa informazione carente sono molteplici e questo non è il luogo dove poterne discutere. Il fatto è che la formazione di base dei medici potrà anche essere la stessa, ma la sua trasposizione in un'attività pratica saggia dipende, invece, dalla personalità del singolo. A questo si aggiunge che la terapia del dolore non è una componente obbligatoria della formazione dei medici.

Un paziente che sospetta di soffrire di una malattia inguaribile come la fibromialgia ha il diritto di consultare più di un medico!

- Il fondamento della diagnosi di fibromialgia è una dettagliata intervista al paziente da parte del medico (anamnesi).
- L'esame fisico approfondito con il controllo dei *tender points* è la seconda premessa importante per la diagnosi di fibromialgia.

Se notate che, durante il vostro primo incontro, il medico non ha curato a sufficienza proprio questi due punti, potete farglielo notare gentilmente, aiutandovi con le informazioni raccolte da voi in precedenza. Nel caso che egli reagisca con irritazione o dispetto, è consigliabile cambiare medico immediatamente.

Quando fissate il primo appuntamento per una visita, fate notare all'assistente di studio che si tratterà di un colloquio abbastanza lungo, perché sospettate di soffrire di fibromialgia.

Anche durante il primo colloquio con il vostro medico, informatelo circa il vostro sospetto. Nel corso di questo primo approccio con il medico, dovete fare attenzione se vi sta ad ascoltare, probabilmente può confermare il vostro sospetto di fibromialgia dal suo punto di vista e dare il via ad ulteriori indagini diagnostiche.

A questo punto, il medico ordinerà svariati esami, come un prelievo del sangue, per stabilire i valori di laboratorio più importanti. Concordate un secondo appuntamento o consigliatevi sulla possibilità, utilità e ragionevolezza di affidarvi ad uno specialista.

È assai improbabile che la diagnosi sia redatta subito, anzi, cambiate medico se perviene alla diagnosi in cinque minuti! E poiché anche il tempo di un dottore, che spesso è esiguo, dovrebbe essere utilizzato in modo razionale, è consigliabile che voi possiate fornire una breve panoramica del vostro quadro sintomatologico.

Potete annotare i vostri disturbi e quesiti quando siete a casa, con calma, e quindi sottoporre i vostri appunti durante la visita. È anche utile sapere quali questioni interessano di più ad un medico.

Domande del medico in caso di sospetta fibromialgia

- Descrivete i sintomi e disturbi che avvertite attualmente
- Quando sono iniziati i disturbi?
- Dove sono comparsi i primi sintomi?
- Come si sono sviluppati o diffusi i dolori?
- I sintomi sono collegati ad altri stati patologici come intestino irritabile, vescica irritata, cefalea, depressione o stati d'ansia?
- Soffrite di disturbi del sonno? (quando vi addormentate o durante il sonno), vi svegliate più volte nel corso della notte? Vi sentite a pezzi al mattino ed esausti di giorno?
- Quali altre patologie sono presenti? Ad esempio: tiroidismo, diabete o cardiopatie
- Quali farmaci state assumendo?
- Quali farmaci avete assunto in precedenza?
- In passato, avete subito interventi? Quando e perché?
- Quali esami di laboratorio e radiologici sono stati già effettuati? Con quali risultati?

Siate indulgenti, se voi siete ben documentati sulla fibromialgia, mentre il vostro dottore non lo è. Avete bisogno di un medico quale partner affidabile nel cammino verso un migliore controllo dei sintomi ed una vita con meno dolori. Bisogna essere cordiali, ma determinati, per poter raggiungere con il medico curante una collaborazione efficace e piena di fiducia. Dopo il primo incontro, giudicate fra di voi se e in che misura siete soddisfatti di questo primo colloquio.

Lista di valutazione per la scelta del medico

- Il medico è stato ad ascoltare? .... ❑
- Era interessato al mio calvario? .... ❑
- Il medico s'è mostrato interessato? .... ❑
- Si è preso abbastanza tempo per il nostro primo colloquio? .... ❑
- Ho avuto l'impressione che il medico si fosse già occupato di fibromialgia? .... ❑
- Ho avuto l'impressione che il medico fosse disposto ad imparare oppure ad informarsi sulla fibromialgia? ❑

- In ogni caso, cambiate il medico se non è in grado d'ascoltarvi, non è disposto ad apprendere qualcosa sull'argomento, adduce argomenti non privi da pregiudizi o non prende sul serio le vostre esigenze.
- Se vi interrompe, facendo notare che non ha molto tempo per ascoltarvi, non è l'interlocutore adatto.
- Il presupposto di qualsivoglia diagnostica e cura sensate della fibromialgia è che il rapporto tra paziente e medico sia all'insegna di cordialità e fiducia.

In qualità di paziente ben informato, sapete già di non potervi aspettare miracoli e che, allo stato attuale, non esiste alcun test di laboratorio o metodo radiologico o per immagini che sia in grado di comprovare la fibromialgia. Questo può farlo soltanto un'anamnesi precisa e dettagliata, nonché un esame fisico corretto e minuzioso. Gli esami di laboratorio e radiologici come pure altri metodi diagnostici possono, tuttavia, essere utilizzati come ausilio, per escludere o evidenziare altre patologie, che potrebbero essere concomitanti.

Quanto siete soddisfatti del trattamento ricevuto dal vostro...?

- reumatologo
- fisioterapeuta
- neurologo
- chiropratico
- internista
- medico di famiglia

meno soddisfatto ↕ *molto soddisfatto*

Su una scala da 1 a 10, come ne valutereste il successo ottenuto?

Terapia con e senza farmaci

Informazioni e chiarimenti

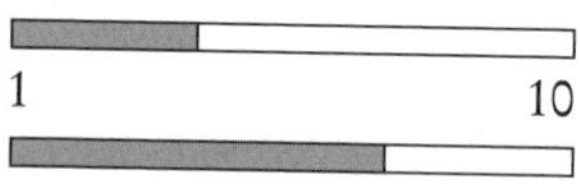

Risultati di una inchiesta condotta negli USA su un campione di oltre 6.000 pazienti fibromialgici (Fibromyalgia Network Newsletter 1997)

Partecipazione competente

Il paziente stesso è il vero esperto in fibromialgia: in quanto interessati e sulla base della vostra quasi sempre annosa esperienza con i sintomi della fibromialgia, voi conoscete questa patologia meglio di qualsiasi altra persona. Soltanto voi avvertite i dolori e non il medico, la sua assistente, l'infermiere e neppure la vostra mutua. Siete voi a sapere perfettamente che tipo di vita migliora o peggiora il vostro stato.

Per questo motivo, si deve cercare di instaurare un rapporto partecipativo con un medico, che riconosca la competenza del paziente interessato e la utilizzi a suo favore a livello medico. Molti pazienti fibromialgici sono più informati del loro medico e spesso conoscono anche gli approcci di pensiero e terapeutici più nuovi.

Un rapporto partecipativo competente vuol dire anche che il paziente non scade in un ruolo passivo, ma partecipa attivamente alla messa a punto della strategia per trattare i suoi sintomi. Il paziente fibromialgico decide da solo quale possa essere, per esempio, l'intensità di un esercizio fisico. E, non ultimo, decide in prima persona se e quanti dei farmaci proposti dal medico vuole utilizzare.

Così il paziente fibromialgico diventa per il medico un interlocutore rispettato. I medici che, per una propria sensibilità, non sono in grado o non sono disposti a tollerare questo tipo di rapporto, non potranno essere presi in considerazione come possibili partner terapeutici. Non si dovrebbe dimenticare che i malati di fibromialgia devono lottare su diversi fronti ed hanno bisogno di un sostegno capace.

- Il paziente fibromialgico deve cavarsela con la propria famiglia e viceversa
- Il paziente fibromialgico deve cavarsela con amici e conoscenti e questi devono cavarsela con lui
- Il paziente fibromialgico deve cavarsela nella vita lavorativa, cioè con colleghi e superiori. Ed anche questi devono fare lo stesso con lui

La fibromialgia è una malattia reale, non «immaginaria», che necessita di trattamento, un trattamento a lungo termine, che può essere connesso, in ugual misura, con successi, frustrazioni e ricadute.

Il compito principale del medico curante, in qualità di alleato competente nella lotta contro la fibromialgia, è quello d'impiegare le proprie conoscenze specialistiche nel trattamento sintomatico: una terapia farmacologica sensata contro dolori, stanchezza o disturbi del sonno, il suggerimento di visitare uno specialista nonché l'offerta di terapie convenzionali, alternative o non convenzionali, che aiutino a diminuire le difficoltà del paziente. Tra l'altro, il medico deve sempre poter accettare l'idea che si può agire sulla fibromialgia solo molto limitatamente: infatti, in base alle conoscenze attuali, la fibromialgia è curabile, ma non guaribile.

Programmi terapeutici per la fibromialgia

Dato che le cause della fibromialgia sono ancora sconosciute, non può esserci una terapia efficace per ogni paziente e tale da liberarlo per sempre dai disturbi. Chi afferma questo, mente. I programmi terapeutici attuali per questa patologia si basano essenzialmente sulla lotta ai sintomi gravemente compromissori, quali dolore, stanchezza o disturbi del sonno.

Le esperienze fatte con i piani terapeutici finora impiegati hanno dimostrato che l'approccio più promettente è la combinazione di terapie adatte al singolo – un cosiddetto piano terapeutico multimodale. Di solito, la pura «medicina di riparazione», orientata ai singoli disturbi, si rivela un fallimento. Al contrario, si sono avuti ottimi risultati con piani terapeutici globali, che, con un nuovo approccio di pensiero, tengono conto sia della medicina tradizionale che di metodi terapeutici alternativi e non convenzionali, come, per esempio, l'intervento chirurgico sul dolore del quadrante, che io ho messo a punto.

I pazienti interessati hanno spesso difficoltà di scelta tra le numerosissime offerte terapeutiche e nella maggior parte dei casi preferiranno, a seconda della gravità dei disturbi, una combinazione di trattamenti. Oltre ai chiarimenti ed alle informazioni circa le possibili cause, la diagnosi e la terapia della fibromialgia, è disponibile un ampio ventaglio di trattamenti di tipo convenzionale, alternativo e non convenzionale fra cui scegliere, e a questo punto è doverosa una panoramica sulle possibilità di cura disponibili.

Programmi terapeutici per la fibromialgia

Terapia sociale

- Educazione ed informazione del paziente su malattia e terapia

- Educazione ed informazione dell'ambiente del paziente su malattia e terapia

Terapie convenzionali

- Terapia farmacologica
- Terapia fisioterapica
- Terapia psicoterapeutica
- Terapia locale del dolore

Terapie non convenzionali

- Intervento sul dolore del quadrante

Terapie alternative

- Fitoterapia ed integratori dietetici
- Omeopatia
- Nutrizione
- Programmi anti-stress
- Chiropratica
- Medicina tradizionale cinese

Terapia farmacologica

Data la complessa sintomatologia fibromialgica, si possono utilizzare farmaci con differente principio d'azione: antidolorifici (analgesici), antidepressivi, calmanti o miorilassanti. Ad eccezione degli analgesici, di solito nella terapia farmacologia, la maggior parte delle volte, si considera sufficiente la somministrazione di dosaggi molto ridotti.

Poiché i pazienti fibromialgici non sono affetti da una malattia psichica, è necessario un dosaggio ancora inferiore rispetto a quello normalmente consigliato. Il dosaggio troppo elevato (sovradosaggio) rappresenta l'errore più frequente nella terapia farmacologica, con tutti gli effetti collaterali che questo comporta.

È il caso di ricordare che i sintomi della fibromialgia sono diversi da paziente a paziente e pertanto si deve effettuare un trattamento individuale per ciascuno di essi.

Analgesici

Per la terapia del dolore sono disponibili gli antidolorifici (analgesici). Questo gruppo di farmaci comprende i cosiddetti analgesici non-steroidei (NSAID, NSAR) ma anche, in base alla gravità, gli anestetici simili all'oppio (oppioidi) di diversa intensità. Gli oppioidi più forti sono sottoposti alla legge sugli anestetici e devono essere prescritti dal medico con una ricetta speciale. Molti medici evitano di impiegarli, a svantaggio del paziente, che è già compromesso da forti dolori. Il pregiudizio che l'assunzione di analgesici a base di oppioidi renda dipendenti, è falso e controproducente. Se impiegati in modo appropriato, gli oppioidi attualmente in commercio sono più sicuri e tollerabili di certi calmanti.

Molti pazienti fibromialgici riferiscono un miglioramento dei dolori grazie a principi attivi simili all'aspirina (acido acetilsalicilico). Tra l'altro, non bisogna dimenticare che l'impiego ininterrotto di analgesici NSAID aumenta il pericolo di patologie gastro-intestinali. Più tollerabili dovrebbero essere i nuovi inibitori COX-2. Alcuni NSAID si possono acquistare anche senza ricetta e, in caso di dolori, la maggior parte dei medici prescrive tali farmaci, in prima battuta:

- l'ibuprofene che, combinato con psicofarmaci, ne aumenta l'efficacia
- il naproxene che, combinato con l'antidepressivo triciclico amitriptilina, migliora palesemente l'attenuazione dei dolori e la qualità del sonno.

Se, nel caso di dolori gravi, gli analgesici NSAID dovessero rivelarsi alla lunga poco efficaci, potrà dimostrarsi motivato l'impiego d'oppioidi, per un breve periodo. Ai nostri giorni si deve considerare un errore, se il medico rifiuta gli oppioidi ad un paziente affetto da dolori gravi. I dottori non possono negare questi farmaci, se non vogliono rendersi responsabili e passibili di pena. Insistete per ottenere un antidolorifico efficace!

Analgesici impiegati nella fibromialgia

Principi attivi non steroidei efficaci a livello peroferico (NSAID)

• Acemetacina	Ibuprofene
• Acido acetilsalicilico (AAS)	Indometacina
• Azapropazone	Chetoprofene
• Celecoxib	Meloxicam
• Diclofenac	Naprossene
• Diflunisal	Piroxicam
• Fenbufene	Sulindac
• Flurbiprofene	

Principi attivi efficaci a livello centrale (oppioidi)

Efficacia: debole, medio-forte	*efficacia: forte*
• Codeina	Buprenorfina
• Destropropossifene	Fentanile
• Diidrocodeina	Idromorfone
• Idrocodon	Oxycodon
• Tilidina	Pentazocina
• Tramadol	Petidina

Antidrepressivi triciclici (AT/TCA)

Grazie agli antidepressivi triciclici si può migliorare la qualità del sonno (il cosiddetto sonno delta), aumentare la disponibilità di serotonina sui punti di giunzione dei neuroni (sinapsi) e incrementare l'efficacia delle sostanze inibitrici del dolore prodotte dal corpo stesso (oppioidi endogeni). L'effetto degli antidepressivi è quello di migliorare l'umore. Gli effetti collaterali degli antidepressivi triciclici comprendono stitichezza, bocca secca, intontimento, aumento di peso, vista annebbiata, disturbi urinari, ansia e tachicardia. Gli antidepressivi triciclici vanno assunti da 1-2 ore prima d'andare a letto.

L'efficacia e la tollerabilità dell'amitriptilina sono state studiate in molti studi comparativi con un farmaco fittizio privo d'efficacia (placebo). Alcuni pazienti fibromialgici hanno tratto beneficio dall'amitriptilina, mentre altri non hanno ben tollerato questa sostanza. Di solito, è necessario soltanto l'assunzione del dosaggio minimo (da 6 a 10 mg al giorno), e in questo modo, si evitano gli effetti collaterali e lo sgradevole mal di testa diurno. L'efficacia di questi farmaci può diminuire dopo averne fatto uso per alcuni mesi.

Per la nortriptilina non sono disponibili i risultati di studi con un placebo di controllo. Tra l'altro, questa sostanza è di solito meglio tollerata dell'amitriptilina. Anche la nortriptilina deve essere impiegata solo a dosaggi molto limitati. Lo stesso vale per la doxepina, che, di solito, è meglio tollerata.

Gli antidepressivi triciclici nella fibromialgia

- Amitriptilina
- Dossepina
- Nortriptilina

Inibitori della ricaptazione specifica della serotonina (SSRI)
Gli inibitori della ricaptazione (re-uptake) specifica della serotonina appartengono all'ultima generazione di antidepressivi. Poiché queste sostanze aumentano il tasso di serotonina sulle sinapsi, appaiono particolarmente adatte al trattamento del deficit di serotonina, che molto spesso viene riscontrato nei pazienti fibromialgici. Gli SSRI sono molto meglio tollerati degli antidepressivi triciclici ed hanno un effetto rasserenante. Tra gli effetti collaterali si hanno vertigini, stati d'irrequietezza, disturbi gastrointestinali e aumento di peso. Fino ad oggi, milioni di persone hanno tratto beneficio da una cura a base di fluoxetina. Anche nel caso degli SSRI, per il trattamento si consiglia un dosaggio chiaramente più basso di quello impiegato nella depressione.

Gli effetti della fluoxetina sono stati monitorati in uno studio con placebo di controllo anche nei pazienti fibromialgici. Questa sostanza s'è rivelata positiva ai fini di un miglioramento dell'umore in caso di depressione, ma non ha avuto effetti sui dolori. Il composto paroxetina è un SSRI altamente selettivo, per il quale non esistono ancora dati di studio relativi al suo utilizzo nei casi di fibromialgia. La sertralina viene spesso combinata con un sedativo allo scopo di migliorare la qualità del sonno. le esperienze fatte hanno inoltre evidenziato che, probabilmente, la sertralina potrebbe influire positivamente su dolori e stanchezza. Anche in questo caso mancano dati di ricerche sull'impiego nel trattamento della fibromialgia. Il valore della sertralina nella terapia fibromialgica non è ancora chiarito.

Gli inibitori della ricaptazione specifica della serotonina (SSRI) impiegati per la fibromialgia

- Fluoxetina
- Paroxetina
- Sertralina

Miorilassanti

Partendo dal fatto che gli stati di tensione muscolare contribuiscono alla sintomatologia dolorosa della fibromialgia, è apparso logico l'impiego terapeutico di sostanze rilassanti (miorilassanti). I miorilassanti possono diminuire le contratture muscolari e la sensibilità al dolore dei tender points, migliorare la qualità del sonno e prevenire la stanchezza. Gli effetti collaterali comprendono stitichezza, bocca secca, intontimento, cefalea, vertigini e tachicardia.

Studi condotti con un placebo di controllo su pazienti fibromialgici hanno dimostrato l'efficacia della ciclobenzadrina. Complessivamente, gli effetti della ciclobenzadrina sono pari a quelli della amitriptilina. Si consiglia di assumere un quarto della dose normale, prima di andare a dormire. L'orfenadrina ha dato buoni risultati soprattutto con quei pazienti fibromialgici che non tollerano né l'amitriptilina, né la ciclobenzadrina. L'orfenadrina ha evidentemente una buona azione inibitrice del dolore, tuttavia mancano degli studi attendibili in proposito. A volte, l'orfenadrina viene impiegata in combinazione con altri farmaci.

Il miorilassante tolperison riduce, in concentrazioni rilevanti terapeuticamente, eccitabilità dei canali del sodio, controllati dalla tensione, sulle miofibre come pure, probabilmente, dei canali/dotti del sodio sui dendriti dei neuroni del SNC. Il tolperisone può rappresentare un'efficace opzione farmacologica per combattere il condizionamento dello stimolo doloroso cronico, utilizzandolo come componente di strategie complesse ed integrate nel trattamenti concomitante della sindrome fibromialgica.

Miorilassanti impiegati per la fibromialgia

- Ciclobenzaprina
- Orfenadrina
- Tolperisone

Calmanti (sedativi) e sonniferi

Anche se per il sedativo clonazepam – una cosiddetta benzodiazepina – non esistono risultati di studi riguardo alla fibromialgia, si presuppone che possa essere utile contro i crampi muscolari notturni (miocloni). Il clonazepam esplica un'azione inibitrice dei crampi (anticonvulsiva) a livello del sistema nervoso centrale.

Gli effetti collaterali sono: umore depresso, intontimento, stitichezza, disturbi motori e pericolo d'assuefazione. Il clonazepam s'è dimostrato efficace nei pazienti fibromialgici con crampi muscolari notturni come pure con sonno molto agitato. Il clonazepam non dovrebbe essere assunto con alcool e la sua assunzione non dovrebbe essere interrotta bruscamente.

Lo zolpidem è un sedativo, che non rientra nel gruppo delle benzodiazepine e non disturba le fasi del sonno tre e quattro. Lo zolpidem è tollerato molto bene dalla maggior parte dei pazienti, che non accusano effetti collaterali significativi, ed, inoltre, non induce dipendenza. Questa sostanza viene impiegata nei disturbi del sonno per cicli di trattamento brevi e può essere utilizzata anche dai pazienti fibromialgici nei periodi in cui i disturbi del sonno si aggravano. Tuttavia, non esistono dati attendibili sull'azione dello zolpidem nei casi di fibromialgia.

Calmanti (sedativi) e sonniferi per la fibromialgia

- Clonazepam
- Zolpidem

Non si deve dimenticare che i farmaci non combattono la fibromialgia in relazione alle cause, ma leniscono soltanto determinati sintomi. Alcuni pazienti necessitano di dosi minori rispetto ad altri, a volte addirittura un quarto della dose normalmente consigliata; altri pazienti hanno bisogno dei farmaci soltanto quando si manifestano attacchi di dolore acuto. Numerosi farmaci sono efficaci a livello centrale e comportano una riduzione dell'attenzione e della capacità di concentrazione durante il giorno, mentre è possibile che il sonno sia disturbato.

La scelta del farmaco adatto, dei tempi d'assunzione giusti e del dosaggio corretto è, la maggior parte delle volte, caratterizzata da tentativi ed errori. Il paziente deve comunque chiedere al medico, quale farmaco o quale combinazione di farmaci possa essere d'aiuto contro i crampi ed i dolori muscolari, i dolori, la depressione ed i disturbi del sonno. In questo contesto si richiede la partecipazione competente di medico e paziente.

Al fine di evitare incomprensioni ed errori nella terapia farmacologica, sarebbe consigliabile tenere due diari: un diario dei dolori ed uno dei farmaci. Si dovranno annotare la data della prima assunzione, il nome del farmaco, la dose singola e quando lo si prende, come pure tutte le reazioni ed effetti collaterali osservati. Si dovrà, poi, registrare ogni variazione di dosaggio, documentandone l'efficacia oppure l'inefficacia. Non dimenticate di annotare la data relativa alla sospensione dell'assunzione di un farmaco. Un diario dei farmaci, se tenuto scrupolosamente, può chiarire, insieme a quello dei dolori, quale farmaco sia efficace o inefficace in determinati stati oppure per quale farmaco c'è stato un sovradosaggio o un dosaggio troppo basso.

Berta: «il coltello nella schiena»

Alcuni anni fa, fui consultato da Berta, una contadina di 52 anni, che dal 1994 soffriva di dolori che s'irradiavano dalla zona cervicale fino al cranio ed alla mascella. Soprattutto, i dolori terribili le creavano problemi quando mungeva le vacche. A quell'epoca iniziò la via crucis di Berta.

Seguirono trattamenti dispendiosi, sia a livello finanziario che di tempo, attraverso il medico di famiglia e numerosi specialisti (otorinolaringoiatri, oculisti, dentisti, ortopedici e neurologi), ma senza alcun risultato. E così, per esempio, furono estirpati tre denti sani, che avrebbero dovuto essere la causa dei dolori, che però restarono uguali. In più, nel frattempo, i dolori erano aumentati d'intensità e si erano estesi al braccio destro.

Furono effettuati irradiazioni, massaggi e trattamenti con pomate. Invece di migliorare, i dolori divennero sempre più forti e sempre più insopportabili. A questo si aggiunsero difficoltà di concentrazione, pericolose sia nella guida che nella conduzione della fattoria.

Infine, il medico di famiglia fece ricoverare Berta in una clinica neurologica, dove rimase cinque settimane e le somministrarono più di cento fleboclisi ed innumerevoli analgesici e sedativi: il tutto senza successo.

Rispondendo ad una domanda dei medici con la frase «ho l'impressione d'avere un coltello piantato nella schiena, vicino alla scapola destra!», Berta descrisse il suo dolore in modo così immaginifico, che la trasferirono al reparto di psicosomatica, dove fu visitata e curata per altre due settimane. La vigorosa contadina insisteva d'essere sana di mente e che i dolori non erano immaginari, ma reali. Infine il trattamento psicosomatico fu interrotto anticipatamente.

Dopo quasi 5 anni di via crucis, i dolori cronici di Berta erano diventati insopportabili e s'instaurò una depressione. Berta fu classificata come un caso senza speranza e senza prospettive di guarigione. La diagnosi neurologica recitava sindrome fibromialgica. Le spiegarono che avrebbe dovuto convivere con questa malattia inguaribile: ma questa contadina legata alla sua terra non poteva, né voleva farlo. Certi giorni, i dolori che affliggevano Berta erano così forti che non aveva più voglia di vivere.

Dopo aver avuto con lei un colloquio approfondito, la sottoposi ad un esame digitopressorio, che dimostrò che Berta effettivamente soffriva di fibromialgia ed in particolare aveva dolore al quadrante superiore destro. Le spiegai che, intervenendo sul dolore del quadrante nella zona dell'avambraccio destro, in prossimità del gomito, con molte probabilità avremmo potuto eliminare i dolori. Berta si decise per un intervento immediato, che fu eseguito nella stessa mattinata.

Verso la fine dell'operazione, la paziente mi disse tutta eccitata: «Dottore, adesso mi sta estraendo il coltello dalla schiena. Sento come lo sta tirando fuori poco a poco!». Al momento d'essere dimessa, Berta affermò d'avere la sensazione che il coltello fosse stato estratto e che fosse sparito il dolore peggiore. Con un gran senso di liberazione, constatò: «È successo un miracolo: sono spariti quei dolori folli durati per anni».

La paziente continuò anche in seguito a non avere più disturbi e poté tornare a lavorare nella sua grande fattoria, come di consueto. Oggi Berta offre sostegno, incoraggiamento e consiglio a molti altri pazienti ed informa sulla sua positiva esperienza con l'intervento sul dolore al quadrante.

Fisioterapia

Nei malati fibromialgici, i metodi fisioterapici influenzano positivamente determinati aspetti sintomatici: leniscono il dolore, rilassano la muscolatura, allentano i tessuti connettivi, migliorano le funzioni articolari e la condizione fisica, eliminano posture scorrette e antalgiche, prevengono il sovraccaricamento e curano possibili patologie concomitanti. Di solito, i pazienti fibromialgici devono trovare insieme al medico ed al fisioterapista quale metodo sia utile. Spesso è giusto ricorrere alla fisioterapia soltanto in certe fasi della malattia e per breve tempo, ad esempio, il massaggio in caso di tensioni cervico-brachiali oppure cefalee.

Per i pazienti fibromialgici, tuttavia, tutti i tipi di terapia motoria presentano lo svantaggio della limitazione del movimento fisico causata dal dolore. Il presupposto di una ginnastica efficace ai fini del rafforzamento muscolare e dell'attivazione della circolazione è il sovraccaricamento minimo del corpo. Tra l'altro, non è infrequente che, prima o durante un allenamento motorio, sia necessaria una terapia farmacologica antalgica. Si consiglia di camminare, andare in bicicletta o fare jogging caricando moderatamente. Il grado di caricamento del corpo va aumentato solo progressivamente, lentamente e con la massima attenzione, poiché bisogna aspettarsi lo scatenarsi di una reazione dolorosa acuta. Lo stesso vale per la ginnastica isometrica, lo stretching, l'aerobica, la ginnastica posturale e quella funzionale.

Molti pazienti fibromialgici avvertono le applicazioni di calore come benefiche e lenitive del dolore. Esse riducono il tono muscolare, favoriscono l'irrorazione sanguigna della pelle o meglio della muscolatura ed aiutano ad eliminare le tossine, espellendole con i liquidi attraverso la superficie del corpo. Anche con le applicazioni di freddo, come la crioterapia corporea totale, si fanno, a volte, esperienze positive: gli interessati riferiscono una migliore qualità del sonno, sonno ristoratore e stabilizzazione dell'umore. L'effetto terapeutico delle applicazioni fredde viene fatto risalire all'effetto rilassante a livello muscolare (diminuzione del tono muscolare) come pure alla migliore irrorazione sanguigna riflessa degli strati profondi della pelle e della muscolatura. Tuttavia, per molti pazienti fibromialgici una crioterapia corporea totale non è accettabile, perché amano il calore.

Gli studi effettuati hanno evidenziato che la fisioterapia concomitante non è molto efficace. Rispetto a soggetti affetti da altre patologie o sani, i pazienti fibromialgici possono reagire in maniera atipica. Un massaggio classico o massaggio del tessuto connettivo può causare una contrattura riflessa della muscolatura. Gli impacchi caldi e i bagni di Stanger così come la stimolazione elettrica (ionoforesi) e l'impiego di campi elettrici o magnetici possono esacerbare i dolori. Le stesse tecniche d'allenamento motorio leggere, come andare in bicicletta o fare jogging, possono scatenare nei pazienti fibromialgici improvvisi dolori alle ginocchia o stati di tensione della muscolatura omerobrachiale.

Attenzione:

Gli impacchi di fango (applicazione del calore) ed i bagni di Stanger, come pure la ionoforesi e l'impiego di campi elettrici e magnetici possono esacerbare i dolori!

Fisioterapia per la fibromialgia

- Applicazione del calore
- Applicazione del freddo
- Ginnastica aerobica
- Ginnastica funzionale

- Ginnastica isometrica
- Ginnastica motoria
- Ginnastica posturale
- Idroterapia
- Massaggio classico
- Massaggio tessuto connettivo
- Stimolazione elettrica (ionoforesi)
- Stretching

Attenzione:

Ogni allenamento motorio deve essere iniziato lentamente e con cautela ed il carico va aumentato gradualmente. Si deve fare attenzione alla soglia del dolore ed evitare lo stress muscolare dovuto a movimenti ripetitivi.

Psicoterapia

La psicoterapia viene considerata nella maggior parte dei casi come una componente essenziale della terapia fibromialgica. Tuttavia, si può senz'altro mettere in dubbio il suo valore, se si tiene conto del fatto che nella fibromialgia i disturbi psichici non sono mai stati provati in maniera convincente e le cause di questa patologia continuano ad essere sconosciute. Il ricorso a neurologi, psichiatri, psicoterapeuti e specialisti in psicosomatica non deve pertanto aver luogo perché un tal genere di terapia è necessario oppure perché c'è un problema psichico in primo piano.

I medici che considerano la fibromialgia una malattia psicosomatica utilizzano la terapia della parola come un mezzo per la risoluzione di conflitti. Secondo la loro interpretazione, i conflitti non risolti sono la causa di tensioni fisiche di natura psichica. Tale tipo di cura può essere effettuato come terapia individuale o come terapia di gruppo o familiare.

In base a risultati di studi, la terapia cognitiva comportamentale rappresenta un approccio psicoterapeutico efficace, dal quale possono trarre vantaggio una quantità di pazienti. La si raccomanda come misura base nei pazienti fibromialgici. Infatti, con la cosiddetta «ristrutturazione cognitiva» si tenta di raggiungere un nuovo approccio dell'esperienza dolorosa e un modo migliore di combattere il dolore; in tale ambito, è d'aiuto l'informazione sistematica su tutti gli aspetti della fibromialgia. Ulteriori scopi del trattamento psicoterapeutico (psicoeducazione) sono la mediazione delle informazioni relative alla malattia e la motivazione del paziente ad una maggiore iniziativa personale. Tuttavia non si dovrebbe dimenticare che, di solito, uno psicoterapeuta non effettua alcuna visita fisica e forse non è neanche in grado di scoprire la particolare sensibilità al dolore dei *tender points*!

L'ipnosi ben si adatta ad indurre uno stato di rilassamento fisico, decontrazione e assenza d'ansia. I risultati di uno studio controllato mostrano, nei pazienti fibromialgici sottoposti ad ipnosi, un miglioramento dei sintomi dolore e stanchezza. Da questo tipo di terapia traggono vantaggio soprattutto quei pazienti sui quali non hanno avuto effetto le altre terapie. Ma sarebbero necessari ancora altri studi per avere la prova documentata di un vantaggio terapeutico dell'ipnosi.

Psicoterapia nella fibromialgia

- Ipnosi
- Psicoeducazione
- Terapia cognitiva comportamentale
- Terapia della parola

Lena: la psicoterapia inutile

Lena, una commerciante di 56 anni, si presentò nel mio studio nel 1999. Raccontò della sua via crucis iniziata con dolori migranti alle braccia ed alle gambe. In base ai referti medici, la paziente soffriva di reumatismo sieronegativo da dodici anni. Tutti i numerosi tentativi di cura non si erano dimostrati molto efficaci e – diceva la paziente – aveva imparato a convivere con il dolore.

Mi raccontò molto vividamente come era iniziato il suo dramma doloroso: una mattina, al risveglio da un sogno, ebbe la sensazione di sedere su una sedia di ghiaccio. Il freddo le penetrava nel corpo attraverso i vestiti e nello stesso tempo sentiva diffondersi la sensazione come se nelle gambe le scorresse acqua ghiacciata. Si mise seduta e credette di sedere con metà gluteo destro su una palla di neve ghiacciata. Istintivamente tentò di togliere con la mano la presunta palla di neve, ma, in realtà, Lena era nel suo bel letto avvolgente e le lenzuola erano calde ed asciutte. Con la mano si tastò la natica nel punto di passaggio alla superficie posteriore del femore: in questo punto la pelle era fredda e intorpidita. Quando, con cautela, esercitò un pò di pressione, ebbe l'impressione che una palla di neve fredda si muovesse all'interno della guaina dei tessuti molli: tuttavia, tastando, non sentiva nulla. Zoppicando per il dolore, Lena raggiunse la stanza da bagno.

Il marito, preoccupato, la portò dal medico di famiglia, che, ascoltando la descrizione della paziente, represse a fatica un sorriso e le prescrisse una visita neurologica. Purtroppo né il colloquio approfondito sulle eventuali difficoltà sul lavoro o sui possibili problemi sessuali, né le visite neurologiche portarono ad un risultato. In seguito, Lena subì il destino dei pazienti che vengono trasferiti da medico a medico, da psicoterapeuta a medico psicosomatico, senza una prospettiva d'aiuto efficace.

Anche un trattamento psicosomatico nella splendida cornice di una clinica nella Foresta Nera non portò ad alcun miglioramento della percezione errata e dolorosa né fu trovata una spiegazione per «la palla di neve». Dopo otto settimane di ricovero, a Lena fu consigliato di separarsi dal marito, poiché evidentemente aveva somatizzato un'avversione contro di lui. A questo punto, Lena se ne partì, in collera.

Nel corso di un colloquio dettagliato, appresi che, già a 16 anni, Lena aveva avuto i primi dolori all'apparato motorio. All'epoca aveva dovuto usare con assiduità una macchina da scrivere meccanica ed erano comparsi dei dolori al braccio, alla spalla e al collo, che poi si erano estesi anche all'altro lato del corpo.

I dolori furono attenuati con misure conservative. Tuttavia, dopo la nascita del secondo figlio, i dolori ritornarono e s'intensificarono durante un trasloco e la costruzione della casa. Per la medicina tradizionale, Lena rientrava da più di dieci anni tra i pazienti con diagnosi di reumatismo sieronegativo.

Grazie alla diagnostica digitopressoria si poté pervenire alla diagnosi di fibromialgia accentuata del lato destro. La sensazione della «palla di neve» corrispondeva al punto di agopuntura Bl 36, che si trova nella metà posteriore destra ed è estremamente sensibile al dolore. Lena fu operata al quadrante inferiore destro. Già cinque giorni dopo l'intervento, la «palla di neve» era sparita e nel giro di tre mesi dall'operazione l'intera estremità destra fu priva di disturbi e tale è rimasta fino ad oggi.

Trattamento locale del dolore

Sebbene i *trigger points* ed i *tender points* siano chiaramente differenti in relazione agli aspetti diagnostici, può risultare sensata, di tanto in tanto, una terapia antalgica locale, come le infiltrazioni di cortisone. In molti pazienti fibromialgici è presente anche una sindrome dolorosa miofasciale: contratture muscolari a nodo o a matassa, che s'irradiano con dolore nell'area circostante.

L'iniezione con un anestetico locale o con cortisone nei punti trigger o nei tender points particolarmente dolorosi può senz'altro lenire i dolori acuti. Tuttavia, l'azione mitigatrice del dolore ha breve durata. Anche se i pazienti traggono giovamento da una terapia del dolore locale di determinati tender points, tuttavia il trattamento di tutti i tender points doloranti non è praticabile: quale paziente accetta volontariamente 18 iniezioni nei tender points doloranti!

Terapia del dolore locale

- Iniezione con anestetico locale
- Infiltrazioni con cortisone

Piante officinali e integratori dietetici

A molti rimedi vegetali, erbe, minerali, vitamine e integratori dietetici viene attribuito un effetto positivo sui sintomi della fibromialgia. Tuttavia la loro efficacia a tale riguardo è stata dimostrata soltanto in pochissimi casi.

Magnesio

Il magnesio è un minerale d'importanza vitale (essenziale). L'organismo ha bisogno dei microelementi essenziali per l'attivazione di sostanze importanti per le funzioni del corpo, quali enzimi ed ormoni. Il magnesio è presente soprattutto nelle cellule delle ossa e dei tessuti molli ed è molto importante a livello biologico per l'attivazione di oltre 300 enzimi. Il magnesio esplica un'azione calmante sul sistema neurovegetativo centrale e periferico, assicura la funzione di rilassamento dei muscoli e previene i crampi, gli spasmi ed i tremori muscolari. Inoltre, s'è visto che il magnesio può essere impiegato in caso di fibromialgia nel trattamento dei dolori muscolo-scheletrici. Tuttavia manca, a tutt'oggi, una prova della sua efficacia testimoniata da uno studio controllato.

Chlorella pyrenoidosa

Uno studio condotto su 18 pazienti fibromialgici ha documentato l'efficacia di un'integrazione alimentare con l'alga chlorella. Dopo due mesi, sette pazienti riferivano di un miglioramento dei dolori. Tuttavia, nella maggior parte dei pazienti si osservarono effetti collaterali come diarrea e crampi addominali.

Erba di S. Giovanni o Iperico

L'iperico è una pianta stagionale che fiorisce da giugno a settembre. Quest'erba medicinale è considerata come l'alternativa più tollerabile agli antidepressivi sintetici. La sua efficacia antidepressiva è stata provata da molti studi metodicamente affidabili. L'erba di S. Giovanni *(Hypericum perforatum)* contiene numerosi principi d'azione attivi, tra cui derivati del diantrone (ipericina, pseudo-ipericina) flavonoidi, tannini, xantrone, terpene e fitosteroli. Lo xantrone e l'ipericina sono efficaci inibitori della mono-amino-ossidasi (IMAO o anti-MAO). L'inibizione della

MAO è anche il principio d'azione primario degli antidepressivi sintetici.

Con l'inibizione di questo enzima si aumenta la quantità dei messaggeri (neurotrasmettitori) noradrenalina e serotonina a disposizione del sistema nervoso centrale. Di quando in quando, i pazienti fibromialgici traggono vantaggio dell'azione correttiva dell'umore ed antiflogistica dell'iperico.

Marijuana

L'impiego terapeutico della marijuana (cannabis) da noi è vietato, ma, soprattutto negli Stati Uniti, viene discusso con serietà e vigore come alternativa terapeutica in numerose malattie. Le sostanze contenute nella marijuana agiscono da miorilassante, migliorano l'umore e aumentano l'appetito. I sostenitori della marijuana terapeutica partono dal presupposto che non si dovrebbe negare questa opzione terapeutica anche ai pazienti fibromialgici con dolori cronici.

Triptofano

Il 5-idrossi-L-triptofano è un precursore del neurotrasmettitore serotonina. Utilizzando il triptofano come integratore alimentare si elevano le concentrazioni di serotonina nel sangue e si può influire positivamente sulla sintomatologia dolorosa. Nel corso di due studi, alcuni pazienti fibromialgici assunsero 100 mg di triptofano tre volte al giorno. Numerosi pazienti riferirono un netto miglioramento dei loro dolori. Il triptofano deve essere utilizzato per almeno 6-10 settimane, prima che ci si possa aspettare un possibile effetto.

MSM

L'abbreviazione MSM sta per metil-sulfonil-metano, una sostanza solforosa comunemente presente in natura. L'MSM si trova anche nel pesce crudo, nella carne e nelle verdure. La maggior parte delle piante verdi commestibili, le alghe, numerosi frutti e foraggi contengono MSM, che, però, va perduto durante la preparazione a causa del calore e della sottrazione d'acqua. L'MSM è una molecola che veicola lo zolfo allo stato elementare, una fonte ben sfruttabile di sostanze solforose essenziali, necessarie per la sintesi degli aminoacidi metionina e cistina come pure delle sieroproteine. Le proteine sono necessarie, prima di tutto, per il metabolismo cellulare e la sintesi tissutale. Senza il monomero MSM non è possibile «costruire» nel corpo alcun tessuto connettivo e molle sano e funzionante.

Negli atleti si è riusciti a lenire efficacemente i dolorosi crampi muscolari alle gambe somministrando una combinazione di MSM e vitamina C. Inoltre, con l'MSM si possono migliorare rapidamente dolori, tumefazioni e infiammazioni post-traumatiche. Non è chiaro, quanto l'MSM possa essere efficace per i pazienti fibromialgici.

Olio di pesce

L'olio di pesce è ricco di acidi grassi polinsaturi, provoca un abbassamento dei valori dei lipidi nel sangue e migliora il flusso sanguigno nei vasi. Inoltre, gli acidi grassi a catena lunga Omega-3, presenti nell'olio di pesce, sono particolarmente importanti per l'approvvigionamento d'energia degli occhi e del cervello. L'olio di salmone ha un abbondante contenuto di acidi grassi polinsaturi, soprattutto gli Omega-3. Al gruppo degli acidi grassi essenziali Omega-3 appartengono l'acido eicosapentateico (EPA) e l'acido docosa-esanoico (DHA). Nell'olio di pesce, gli acidi grassi Omega-3 sono presenti in forma attiva, ossia come EPA o DHA, la qual cosa è preferibile perché molto ben utilizzabile dall'organismo. Il DHA è necessario al metabolismo quale sostanza base per la trasformazione in prostaglandine. Queste agiscono in tutto il corpo con effetto antiflogistico ed ormonale. Le prostaglandine prendono parte alla regolazione delle funzioni cardiocircolatorie, riproduttive, immunitarie e del sistema nervoso. Sulla base di tali proprietà, l'olio di pesce sembra adatto come terapia alternativa utilizzabile in fibromialgia.

L-carnitina

A causa della sua struttura chimica, la L-carnitina viene definita come un amino-acido (metionina, lisina), ma in realtà è piuttosto una sostanza nutritizia, simile alle vitamine (vitamina B). La L-carnitina viene immagazzinata in grandi quantitativi, preferibilmente nella muscolatura. Come integratore dietetico, la L-carnitina aumenta la potenza muscolare e la resistenza fisica, impedisce l'affaticamento rapido e può prevenire malattie cardiocircolatorie e disturbi nervosi. Il compito più importante della L-carnitina è il trasporto degli acidi grassi nella muscolatura. Gli acidi grassi fungono da propellente per il lavoro muscolare. Primo fra tutti, il miocardio trae vantaggio energetico dalla L-carnitina. Perciò una carenza di L-carnitina porta ad un deficit di acidi grassi, ovvero sia a debolezza fisica e rapido affaticamento.

L'apporto di L-carnitina è un potenziatore ideale delle prestazioni atletiche: aumenta la resistenza nei fisici allenati e impedisce le manifestazioni di stanchezza. In base ai risultati di studi effettuati, la L-carnitina influenza positivamente anche la stanchezza cronica, la debolezza muscolare e gli stati di tensione muscolare della fibromialgia.

Altri rimedi naturali

Esistono numerose sostanze vegetali ed altre sostanze naturali che potrebbero essere prese in considerazione come alternativa ai farmaci chimici di sintesi. Per esempio, allo zenzero sono attribuiti un effetto antalgico come pure un'azione antivertigini. Il *ginkgo biloba* è una pianta medicinale accreditata nel trattamento dei disturbi della concentrazione, per migliorare la memoria e l'irrorazione cerebrale. La kava-kava, il pepe dell'Oceania, ha un effetto rasserenante, ansiolitico e promotore del sonno. Non esistono prove sull'efficacia di tutti questi rimedi nei casi di fibromialgia.

Piante medicinali ed integratori dietetici per la fibromialgia

- Chlorella
- Iperico o erba di S. Giovanni

- L-carnitina
- Magnesio
- Marijuana
- MSM
- Olio di pesce
- Triptofano

Omeopatia

L'omeopatia è un metodo di cura, i cui principi risalgono ad Ippocrate, medico dell'antica Grecia (V secolo a.C), che fu messo a punto dal medico tedesco Samuel Hahnemann (1755–1843). I preparati omeopatici sono i rimedi più sicuri che conosciamo e possono essere somministrati anche a lattanti e bambini piccoli. Nonostante lo scetticismo della medicina scientifica, ci sono molte indicazioni che l'omeopatia può essere efficace sia negli uomini che negli animali.

Dato che ogni uomo è considerato un essere unico e inconfondibile, in omeopatia non esistono le medicine per le malattie, ma piuttosto il rimedio su misura per il soggetto ammalato.

Secondo i risultati di un piccolo studio, alcuni pazienti fibromialgici beneficiano, specialmente per quanto riguarda la sintomatologia dolorosa cronica, di un trattamento omeopatico a base di Rhus toxicodendron. Questo rimedio è privo d'effetti collaterali ed è consigliabile fare un tentativo terapeutico, ma solo per quei pazienti che rispondono al profilo terapeutico omeopatico dello stesso. Se nel giro di una settimana non si manifesta l'effetto desiderato, si dovrà concludere che il tentativo non ha avuto successo. È altamente improbabile che la sola terapia omeopatica possa tenere sotto controllo i sintomi della fibromialgia.

Alimentazione

L'affermazione che si possa curare la fibromialgia con un cambiamento delle abitudini alimentari è privo di qualsiasi fondamento scientifico. Se davvero fosse così, allora tutti i programmi terapeutici esposti in questo libro sarebbero superflui. Piuttosto, in realtà sembra che oggi si propagandino diete efficaci per ogni disturbo e malattia, semplicemente perché è di moda.

Questo, però, non vuol dire che un'alimentazione consapevole e completa non sia importante al fine di preservare lo stato di salute. Tuttavia, non esiste una dieta particolare ed efficace per la fibromialgia, e la consulenza alimentare ha senso solo se la fibromialgia è accompagnata da sindrome dell'intestino irritabile. Di solito, però, anche i disturbi della sindrome da intestino irritabile non possono essere eliminati in modo duraturo con la consulenza dietetica, o meglio, tramite un cambiamento dell'alimentazione. Da un punto di vista medico-scientifico, in caso di fibromialgia, non esistono suggerimenti fondati per un'alimentazione specifica.

Programmi anti-stress

I programmi anti-stress o di rilassamento hanno un orientamento globale. Il loro scopo è raggiungere rilassamento muscolare (detonificazione), equilibrio psichico respirazione più profonda con una migliore ossigenazione e una migliore irrorazione sanguigna attraverso un lavoro di rappresentazione mentale oppure con metodi particolari. Per i pazienti fibromialgici sono particolarmente indicati tali metodi poiché non implicano particolari sforzi fisici. Il bio-feedback, la meditazione e lo yoga rientrano in questi programmi e la maggior parte delle persone, che praticano esercizi di rilassamento con regolarità, ne traggono un beneficio.

Bio-feedback

Il bio-feedback è un buon metodo d'allenamento per ottenere un rilassamento muscolare consapevole oppure per sciogliere stati di tensione muscolare e lenire i dolori. Degli speciali sensori (recettori del segnale), posizionati sulla pelle, al di sopra della muscolatura interessata, sulle dita o su altre parti del corpo, registrano degli impulsi, che, tramite computer, vengono tradotti in una risposta acustica o visiva (feedback), ad esempio l'intensità di una tensione muscolare. In tal modo si possono valutare obiettivamente la tensione muscolare, la temperatura cutanea e la sudorazione. Un terapista addestra il paziente al rilassamento dei muscoli che viene quindi percepito dal soggetto sotto forma di segnale acustico o visivo: per esempio, quanto più basso è il segnale acustico, tanto più profondo è lo stato di rilassamento. Di solito, con 4-6 sedute di bio-feedback, il soggetto impara a rilassarsi correttamente, anche senza bio-feedback.

Una componente essenziale del bio-feedback sono gli esercizi di respirazione. È noto che una respirazione profonda regolare, in particolare una respirazione massima lenta, induce il corpo a rilassarsi. Finora, il bio-feedback ha dimostrato di essere estremamente valido per curare emicrania e cefalea, i disturbi d'irrorazione sanguigna delle mani (segno di Raynaud), i disturbi del sonno ed altre malattie croniche. I pazienti fibromialgici dovrebbero concentrarsi con il bio-feedback sul controllo dei dolori muscolari.

Meditazione

Molte persone, quando sentono la parola meditazione, pensano a religioni dell'estremo Oriente o a guru vestiti d'arancione, ma questo è un pregiudizio. Riguardo al rilassamento, la meditazione va oltre il semplice rilassamento respiratorio e cerca di rallentare il flusso dei pensieri e portare tutta la persona in uno stato di calma riposante.

Attraverso la meditazione si possono influenzare positivamente l'attività cerebrale, la tensione muscolare, la pressione e la circolazione sanguigna. I corsi di meditazione vengono offerti da scuole superiori, istituzioni private e centri della salute.

A Boston, negli Stati Uniti, alcuni pazienti fibromialgici presero parte ad un corso di meditazione della durata di 10 settimane, nel corso delle quali impararono a rilassare due volte al giorno la propria muscolatura per 20 minuti. Furono anche addestrati a superare lo stress. La maggior parte dei pazienti, che aveva partecipato allo studio, si sentì meglio, indipendentemente dal metodo di rilassamento adottato.

Yoga

Yoga (Yuga) è una parola sanscrita che significa lavoro quotidiano, giogo o anche lasso di tempo ed è tratta dalla lingua contadina. A primo impatto questa parola può essere interpretata come «lavoro sulla consapevolezza».

La forma di yoga più conosciuta e praticata in Europa occidentale è l'Hatha Yoga, che, attraverso l'esercizio fisico, conduce ai livelli superiori ed alle connessioni tra corpo, mente ed anima. Secondo l'Hatha Yoga, solo un corpo sano ed elastico può mettere in movimento anche la mente e solo allora la meditazione ha anche senso ed efficacia.

L'Hatha-Yoga comprende otto stadi che portano all'illuminazione attraverso diversi precetti per una convivenza armonica e numerosi esercizi fisici e respiratori. Nel mondo occidentale s'insegnano soprattutto determinate posture e tecniche di respirazione come base di uno stile di vita sano. Grazie agli esercizi corporei e respiratori, si migliora l'irrorazione degli organi interni, la capacità di concentrazione ed il senso di benessere aumentano. In linea di massima, tutti possono apprendere lo yoga. Molti pazienti fibromialgici, che hanno imparato e praticano lo yoga, riferiscono un evidente miglioramento della loro qualità di vita, nonostante la malattia cronica.

Programmi anti-stress per la fibromialgia

- Bio-feedback
- Meditazione
- Yoga

Chiropratica

La chiropratica (chiroterapia) utilizza tecniche di manipolazione per il trattamento della colonna vertebrale e delle estremità. Secondo la concezione di questa dottrina, gli sforzi legati al lavoro, lo sport o gli incidenti causano, attraverso movimenti improvvisi ed involontari e posture scorrete, un dislocamento delle vertebre tra di loro. Questo è favorito da debolezza muscolare, età e debolezza. I fori intervertebrali, che sono il punto di uscita di nervi e vasi sanguigni e linfatici, vengono così ristretti al punto che si può arrivare a stati irritativi di queste strutture. Il fascio nervoso irritato può portare, nel relativo segmento del corpo, a disturbi degli organi interni e di altre strutture da esso alimentati, tipo sensazione di angustia al petto, mani che «s'addormentano» o vertigini.

I tecnici chiropratici eliminano queste compressioni con manovre mirate. Queste manovre sono spesso effettuate repentinamente con movimenti di torsione, estensione e pressione o spinta. Non è raro che il ripristino della posizione corretta della vertebra sia segnalato da uno schiocco sonoro. Per prepararsi ad un intervento chiroterapeutico, è necessario che la muscolatura sia quanto più rilassata possibile ricorrendo a massaggi o ad applicazioni di calore. La chiropratica deve essere eseguita esclusivamente da personale specializzato per garantire la sicurezza del paziente ed evitare rischi.

I risultati di studi hanno evidenziato che il trattamento chiroterapeutico può avere influssi benefici sulla mobilità e sull'intensità del dolore dei pazienti fibromialgici. In un altro studio, si è appurato che la chiroterapia può essere utile nel trattamento della fibromialgia, come misura terapeutica accessoria. Infatti, con manipolazioni della colonna vertebrale è stato possibile eliminare molto efficacemente le cefalee dovute alle contratture del muscolo cervicale. Un altro studio ha provato che le tecniche di chiropratica curano i dolori alla schiena ed alla cervicale con la stessa efficacia di un trattamento fisioterapeutico della durata di sei mesi e con gli stessi costi della terapia. Oltre a ciò, moltissime donne, affette da dolori cronici al bacino, traggono beneficio da questo tipo di terapia.

Medicina tradizionale cinese

Con «medicina tradizionale cinese» (MTC) s'intendono metodi di cura cinesi che si basano su concezioni filosofiche e diversi metodi di medicina empirica. Al contrario della medicina occidentale classica, che postula l'insorgere della malattia a causa di modificazioni chimiche e fisiche dell'organismo, la medicina tradizionale cinese ha sviluppato un concetto medico complesso, che mette in rilievo il legame dell'uomo con il divenire cosmico e pone in primo piano una concezione di salute e malattia legata all'energia.

- Yin e Yang. Secondo la concezione taoista, durante la creazione del cosmo, il «Tao» (l'Uno trascendentale) si divise nelle polarità «yin» e «yang». Tuttavia non si tratta di opposti assoluti: Yin e Yang si completano e limitano a vicenda e possono trasformarsi l'uno nell'altro, ogni opposto porta in sé, per così dire, il germe della polarità opposta. Poiché tutte le manifestazioni naturali ed anche l'uomo sono spiegabili e classificabili secondo lo Yin e Yang, anche tutti gli organi e le funzioni del corpo sottostanno a questa concezione antitetica: la salute è l'equilibrio relativo tra yin e yang e la malattia insorge quando c'è la preponderanza di un polo e la relativa, conseguente debolezza dell'altro.
- Sistema delle cinque fasi di mutamento e dottrina sistematica Zang-Fu. La medicina tradizionale cinese impiega anche il sistema dei cinque elementi, vento, fuoco, terra, metallo ed acqua. Questi cinque elementi possono in ciclo riprodursi, controllarsi, sottomettersi o sottrarsi al controllo reciprocamente, grazie alla dominanza. Ma nella Cina dei nostri giorni si preferiscono i principi della dottrina Zang-Fu, che rappresenta un ampliamento del sistema delle cinque fasi di cambiamento: ad ogni organo di raccolta (Zang) o cavo (Fu) vengono attribuite particolari caratteristiche e funzioni a livello fisico e spirituale. Inoltre, sono descritti i cosiddetti organi cavi straordinari, come utero, cervello, midollo spinale, ossa e vasi sanguigni.
- Qi. Il termine «Qi» indica sia la massa che l'energia. La trasformazione per gradi della massa in energia e, viceversa, dell'energia in massa rappresenta un aspetto centrale per la spiegazione di ogni manifestazione di vita. Il Qi viene chia-

mato con nomi diversi a seconda della forma, origine e funzione nell'organismo. La medicina tradizionale cinese distingue più di dieci tipi di Qi: lo Yuan-Qi (sviluppo, riscaldamento, utilizzazione delle sostanze nutritive), il Gu-Qi (stadio intermedio dell'utilizzazione delle sostanze nutritive), lo Zong-Qi (aiuta l'inspirazione e l'espirazione, o meglio, la circolazione sanguigna) ed il Qing-Qi (che viene preso dalla natura attraverso i polmoni).

- Sistema dei meridiani. Il sistema dei meridiani va inteso come una complessa rete per la distribuzione del Qi in tutto l'organismo. La distribuzione del Qi nel corpo può essere influenzata oppure regolata con l'aiuto dell'agopuntura.
- Cause della malattie. Tutti gli influssi interni ed esterni sono in grado di disturbare l'equilibrio energetico del corpo, dando origine a patologie. Gli influssi esterni sono i fattori climatici (vento, freddo, caldo, secchezza e umidità), l'assunzione di cibi, i traumi o la mancanza di movimento. Le cause interne sono le reazioni psichiche (gioia, rabbia, dolore, rimurginio, ansia/paura). Secondo il sistema dei cinque elementi, o meglio, della dottrina Zang-Fu, determinati stimoli hanno chiari effetti sul corpo, per esempio: cibi troppo salati, ansia e freddo disturbano le funzioni renali. Contrariamente alla concezione della medicina occidentale, le malattie sono provocate da un eccesso o da una mancanza d'energia (Qi) nei cicli funzionali, che possono avere ripercussioni su organi del tutto diversi, ad esempio, l'asma può essere causata da un disturbo della funzionalità polmonare, ma anche da disturbi del funzionamento di milza o reni.
- Metodi diagnostici. La medicina tradizionale cinese utilizza la diagnostica della lingua (ramificazione sulla lingua di diversi meridiani) e l'auscultazione del polso. Si distingue tra 28 tipi diversi di pulsazione come pure la posizione, la velocità, la pienezza o tensione e la regolarità del polso. L'auscultazione delle pulsazioni su sei punti del polso è associata agli organi interni. Con l'aiuto dei cinque sensi e delle domande poste al paziente, il terapeuta valuta le informazioni

su secreti, appetito, sete, gusto, dolore, andamento del sonno, ciclo mestruale, colorito, linguaggio e respirazione e le attribuisce a yin e yang, a sistemi organici e al tipo di Qi. Svariate informazioni diagnostiche singole generano un quadro completo, che viene riassunto in una diagnosi sistematica complessiva (diagnosi sindromatica) e determina il tipo di cura.

- Metodi terapeutici. La medicina tradizionale cinese usa rimedi d'origine vegetale, animale e minerale, tuttavia il ruolo più importante è quello delle erbe medicinali. Contrariamente a quanto accade nella medicina occidentale, le erbe officinali non sono scelte in base alle loro caratteristiche chimiche, ma, piuttosto, in base all'esame sistemico individuale del paziente. Ogni ricetta è un composto unico di erbe medicinali, che risponde precisamente alle esigenze del paziente. L'agopuntura serve ad influenzare gli organi interni, o meglio, il flusso di Qi nei meridiani, tramite l'applicazione di aghi. L'alimentazione e la dieta sono utilizzate per prevenire e curare malattie. I cibi, come le erbe medicinali, sono suddivisi per comportamento alla temperatura, gusto, azione organica e modo d'azione. Il movimento è impiegato in terapia sotto forma di una serie di movimenti predeterminati e rapidi (Tai-Qi-Quan, Qi-Gong). Un particolare metodo di trattamento dei tessuti e delle articolazioni è rappresentato dal massaggio Tuina, che si basa sui principi della dottrina dei meridiani e utilizza tecniche di massaggio tonificanti e drenanti.
- Fibromialgia e medicina tradizionale cinese. La nomenclatura classica della medicina cinese non prevede un termine per fibromialgia. Se la si vuole classificare nel sistema terapeutico cinese, sono disponibili una cosiddetta sindrome del vuoto (il Qi sano è troppo indebolito) o una malattia del calore (Qi del fegato represso). La «sindrome da repressione» è un concetto della medicina cinese moderna e quindi, paradossalmente, la fibromialgia può essere interpretata come «sindrome del vuoto e del pieno».

I risultati di uno studio ambulatoriale tedesco, datato 2000, hanno evidenziato che i pazienti fibromialgici hanno tratto senz'altro benefici da una cura secondo le prescrizioni della medicina tradizionale cinese. In molti casi, è stato possibile alleviare i dolori muscolari o trattare con successo blocchi renali o disturbi digestivi anche con il massaggio Tuina. Ci si può aspettare degli effetti positivi anche dall'applicazione combinata di programmi terapeutici di medicina tradizionale cinese e medicina moderna.

- Impiego dell'agopuntura nella fibromialgia. Il trattamento a base d'agopuntura può avere successo in alcuni pazienti. Chiaramente l'effetto dipende dallo stadio della malattia in cui è stato effettuato (all'inizio della malattia o all'inizio di un attacco). L'azione dell'agopuntura si esplica spesso nel modo seguente: il paziente fa la prima seduta d'agopuntura e subito dopo i dolori aumentano d'intensità. Nel giro di 24-48 ore, l'intensità diminuisce e l'intera sintomatologia dolorosa migliora drasticamente. Il paziente si sente più libero e «mobile» ed è entusiasta per l'evidente miglioramento, che dura per un certo tempo. Se poi i dolori ritornano con la solita intensità, si pratica un altro trattamento, che, tuttavia, la maggior parte delle volte non ha il successo aspettato e desiderato. Inoltre, non si deve mai dimenticare che per il paziente fibromialgico anche il piccolo stimolo doloroso procurato dall'ago può trasformarsi in uno stress insopportabile!

  Negli anni '90, un gruppo di medici svizzeri aveva esaminato, nell'ambito di uno studio con placebo di controllo, l'efficacia dell'elettro-agopuntura su 70 pazienti fibromialgici. Dopo un trattamento di 3 settimane, nel gruppo sottoposto ad agopuntura, la dolorabilità alla pressione dei tender points era palesemente migliorata ed il consumo di antidolorifici era stato dimezzato. Anche la qualità del sonno e la rigidità mattutina era chiaramente migliore rispetto a quella del gruppo di controllo. Circa un quarto dei pazienti trattati con elettro-agopuntura non rispose alla terapia: ci furono, però, pazienti che si liberarono completamente dal dolore. Tuttavia, per ottenere un successo terapeutico, il trattamento deve essere sempre ripetuto di continuo.

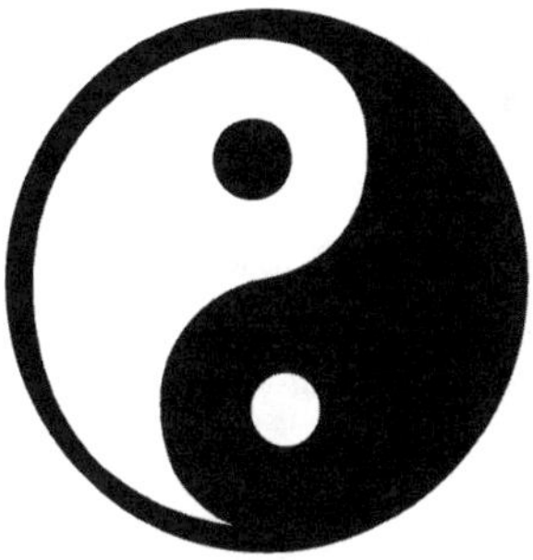

Il simbolo di Yin e Yang

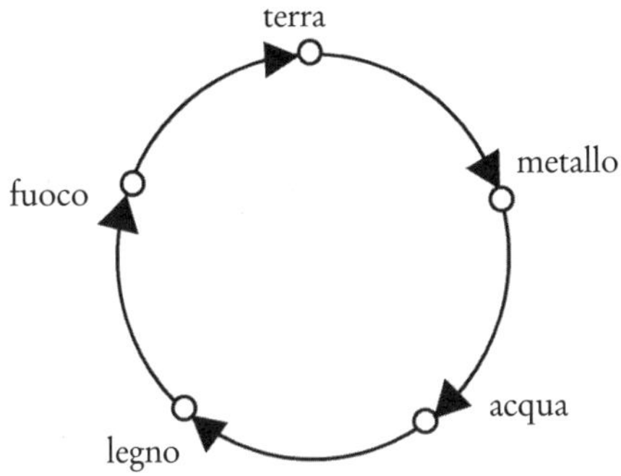

Le cinque fasi di trasformazione

Medicina tradizionale cinese e fibromialgia

- Agopuntura
- Alimentazione
- Digitopressione
- Erbe medicinali cinesi
- Massaggio Tuina
- Movimento
  (Tai-Qi-Quan, Qi-Gong)

Quanto sono efficaci i programmi terapeutici per la fibromialgia?

Se si chiede a specialisti di diverse branche, cosa dunque è e come possa essere trattata la fibromialgia, si otterranno risposte diverse. Un luminare in reumatologia statunitense è, per così dire, convinto, che la fibromialgia sia una patologia reumatica diffusa, in parte dipendente da microtraumi muscolari, che può essere influenzata positivamente soprattutto attraverso l'esercizio fisico.

I risultati di studi effettuati hanno evidenziato che nei pazienti fibromialgici i dolori continuano ostinatamente, indipendentemente dal tipo e dalla portata della cura. I sintomi fibromialgici spariscono solo raramente o per brevi periodi. Soltanto

Risultati terapeutici nei pazienti fibromialgici

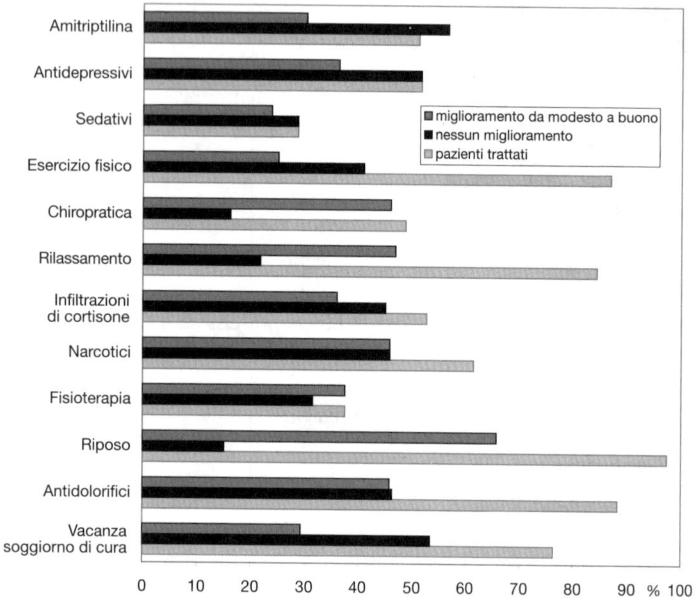

Giudizio dei pazienti fibromialgici sui risultati di diversi programmi terapeutici (secondo Wolf 1986): i migliori risultano riposo, tecniche di rilassamento e chiropratica, l'efficacia di tutti gli altri programmi risulta modesta o quasi nulla.

in circa un quinto dei pazienti con «reumatismo generalizzato» si è avuto un miglioramento duraturo dei sintomi. E, dato che nella pratica s'è constatata la quasi impossibilità di tenere sotto controllo la fibromialgia, a causa dell'imprevedibilità del suo decorso, i consigli medici si limitano, giocoforza e da tempo, al trattamento dei sintomi.

Tutti i programmi terapeutici sono caratterizzati dall'impossibilità di suggerire una terapia causale definitiva. Per la cura è molto importante il coinvolgimento del paziente, perché senza la sua collaborazione il trattamento terapeutico risulta impossibile. Quindi, a questo punto si può ricordare che i pazienti potevano, fino a ora, aspettarsi un qualche sollievo soltanto attraverso una terapia multimodale. A questo punto voi chiederete, a ragion veduta: «Allora a cosa servono tutti i programmi terapeutici descritti?». Un'analisi delle risposte dei pazienti fibromialgici riguardo all'efficacia di determinate terapie ha dimostrato che, in effetti, ogni terapia può giovare ai pazienti in misura diversa! Secondo i risultati dell'indagine, i programmi terapeutici, che hanno conseguito i maggiori successi, sono stati il riposo, le tecniche di rilassamento e la chiropratica. Fisioterapia, analgesici e narcotici hanno registrato un modesto successo. I risultati meno positivi sono stati quelli ottenuti con l'esercizio fisico, l'amitriptilina ed altri antidepressivi, i sedativi, le infiltrazioni di cortisone nonché vacanze o soggiorni di cura. Questo panorama evidenzia in maniera chiara quanto sia grande il bisogno di programmi terapeutici nuovi e possibilmente più efficaci. Non si deve lasciare nulla d'intentato al fine di alleviare le sofferenze del paziente o, addirittura, d'eliminare per sempre i disturbi fibromialgici. Ed è per questo motivo che, in questo libro vi presento il metodo dell'intervento sul dolore al quadrante, che risponde ad un nuovo approccio concettuale. Con questo metodo, da più di dieci anni, è stato possibile offrire un aiuto efficace e duraturo a molti pazienti fibromialgici, disperati dopo anni di martirio e numerosi tentativi terapeutici falliti.

Un nuovo programma terapeutico Digitopressione ed intervento sul dolore al quadrante

Fino ad oggi, l'attenzione della scienza nella ricerca sulla fibromialgia s'è concentrata sugli aspetti biochimici e di chimica di laboratorio ed ha trascurato l'importanza delle strutture anatomiche (morfologia), sebbene la concezione, che ne è alla base, non regga ad alcuna verifica razionale. Infatti, non è provato, che le persone affette da fibromialgia debbano avere una soglia del dolore più bassa, soltanto perché i loro *tender points* sono sensibili alla pressione, mentre quelli dei soggetti sani non lo sono.

Il contrario di questa concezione è la supposizione che nei pazienti fibromialgici sia la stessa sensibilità alla pressione dei *tender points* ad essere accresciuta in modo morboso e, quindi, non la sensibilità al dolore in generale. Questo è il fondamento di un nuovo approccio terapeutico della fibromialgia, che viene presentato in questo libro. Si tratta di una concezione che impiega sia la millenaria dottrina terapeutica cinese che il know-how della scienza medica occidentale: l'intervento sul dolore al quadrante.

Scienza medica occidentale e medicina cinese

«Nell'anno 1026, l'imperatore della Cina ordinò ai funzionari medici di migliorare la formazione dei medici dell'impero. A questo scopo, il funzionario ministeriale imperiale Wang Weiyi promosse la creazione di figure e statue di bronzo fino a grandezza naturale. Queste statue servivano a rappresentare i punti di agopuntura conosciuti all'epoca, (354 per essere esatti). Per indicare i punti, sulla pelle di bronzo delle statue erano stati praticati dei fori. Le statue potevano essere riempite d'acqua ed i fori, che corrispondevano ai punti dell'agopuntura, furono otturati con cera color bronzo.

Durante l'esame, i candidati medici dovevano infiggere un ago nel punto di agopuntura richiesto, sotto il controllo e seguendo le indicazioni dell'esaminatore. Se l'esaminando centrava il punto d'agopuntura esatto, veniva perforata la cera che otturava il foro corrispondente sulla statua, l'acqua scorreva dal «punto di agopuntura» ben individuato e l'esame era superato. Se, invece, l'esaminando non centrava il punto, l'acqua non fuoriusciva ed il candidato non aveva superato l'esame.

Racconto datato 1290 d.C.

La medicina moderna scientifica occidentale, che si è sviluppata sui fondamenti del razionalismo cartesiano, in base alla cui dottrina l'uomo è inteso come una «macchina meccanica», presenta la riproducibilità dei risultati di prova come una delle caratteristiche più importanti della scientificità.

Ma il modo di procedere con le statue di bronzo, durante l'esame, da parte dei candidati cinesi non rappresenta, forse, un controllo riproducibile del loro sapere su un modello di prova?

Secondo la concezione dei medici cinesi dell'epoca, i punti d'agopuntura hanno sempre la stessa, precisa localizzazione sul corpo, per cui l'esame con un modello di bronzo, riproducente i punti d'agopuntura è giustificato ed attendibile. Si deve tener presente questo per comprendere, che gli agopuntori moderni devono soddisfare questi criteri qualitativi, se vogliono agire secondo la medicina tradizionale cinese. L'esistenza delle statue di bronzo per l'agopuntura dimostra che è totalmente deviante e privo di fondamento il pregiudizio, secondo cui i punti di agopuntura non sarebbero definiti in modo ferreo e pertanto sarebbe sufficiente «sforacchiare» intorno al presunto punto da infiggere.

Una definizione così precisa dei punti di agopuntura corrisponde all'esatta definizione di strutture anatomiche e pertanto risponde anche al presupposto scientifico della medicina occidentale, ovverosia l'anatomia.

Anatomia dei punti di agopuntura

Anatomia clavis et clavus medicinae – l'anatomia è la chiave e l'inconveniente della medicina. Questa frase può essere applicata anche all'agopuntura e prova la fondatezza dell'ipotesi, secondo cui i punti d'agopuntura devono essere definibili con esattezza e, di conseguenza, anche preparabili e descrivibili anatomicamente.

Ricordo ancora bene il mio primo corso d'agopuntura e la mia prima lettura di testi di studio sull'argomento. In base alla medicina cinese classica, non solo veniva descritto esattamente e definito con la massima precisione dove infiggere l'ago per trovare il punto di agopuntura, ma anche la profondità d'infissione e la direzione della stessa. C'erano punti che dovevano essere perforati in obliquo, a circa 3,5 cm di profondità. C'erano punti dichiarati pericolosi ed altri che si trovavano superficialmente, a solo 0,5 cm di profondità.

In effetti, in passato qualsiasi testo serio d'agopuntura faceva presente che l'esistenza dei punti d'agopuntura doveva essere studiata o quanto meno discussa. I diversi risultati furono giudicati in modo controverso e girati e rigirati come le tessere di un puzzle. I referti osservati, tuttavia, non sembravano concordare. Nel 1988, il medico Hartmut Heine provò per primo che, nell'82% dei casi, si potevano associare strutture anatomiche e punti di agopuntura. Poiché era possibile ritrovare continuamente tali corrispondenze, queste risultavano essere riproducibili da un punto di vista scientifico.

I punti d'agopuntura sono quindi dei «fori» nelle aponeurosi di rivestimento ed in altre strutture anatomiche, attraverso cui passano i fasci neuro-vascolari. Pertanto, si tratta di vere e proprie strettoie determinate anatomicamente, attraverso cui entrano o passano i nervi o le terminazioni nervose, solitamente accompagnati da un'arteriola e una venula.

Se si accetta questa considerazione, è facile riconoscere che la posizione e la forma di questi canaletti e fori devono essere definite precisamente a livello anatomico. Soltanto il loro sviluppo dipende da variazioni individuali. Per capire meglio questo punto si può fare un paragone con il colore degli occhi di un individuo: il colore degli occhi varia, tuttavia non è perentorio che ciascuno abbia un colore d'occhi inconfondibile. Lo stesso colore degli occhi è determinato geneticamente e viene ereditato.

C'è, poi, un'ulteriore indicazione che il termine «punto d'agopuntura» sia una traduzione inesatta. Riferendosi a punti, in cinese si dice «Dian-xue», che significa «punto-foro». Si tratta di un termine fisso della dottrina Qi-Gong-/Kung-Fu.

Quando ci s'intrattiene con dei cinesi, questi non si mostrano minimamente meravigliati del fatto che il punto possa essere o sia anche un foro. Non capiscono perché in occidente faccia tanto scalpore, quando viene detto che i punti di agopuntura non sono punti in senso matematico, bensì fori del punto d'agopuntura.

Questi fori d'agopuntura non vanno assolutamente interpretati «misticamente», ma sono realmente esistenti. Il «flusso d'energia» è soltanto la rappresentazione simbolica del dato di fatto che i punti d'agopuntura in realtà sono fori dei punti d'agopuntura, attraverso i quali passano o fuoriescono molte strutture nervose che (e su questo dovrebbero poter essere d'accordo anche i medici occidentali) veicolano energia (elettrica). Pertanto, i fori dei punti d'agopuntura non sono punti del corpo immaginari, ammantati di una certa magia o misticismo. Infatti, attraverso i punti d'agopuntura scorre l'energia, l'energia bioelettrica delle neurofibrille.

Fori dei punti d'agopuntura

I punti d'agopuntura in realtà sono dei FORI del punto d'agopuntura. Essi sono delle strettoie determinate anatomicamente attraverso le quali passano piccoli nervi, che a loro volta sono accompagnati da una venula e un'arteriola.

Strozzatura foro del punto d'agopuntura

Si può dire analogamente che le strettoie o fori dei punti d'agopuntura devono esserci anche a livello anatomico e che il loro sviluppo può essere ereditato. Questa visione permette di capire meglio il fatto che la fibromialgia può spesso presentarsi a livello familiare, che spesso si trovano legami di parentela tra gli ammalati e che in certe famiglie si possono osservare molteplici casi di fibromialgia.

Purtroppo Hartmut Heine non fu in grado di dimostrare che i fori dei punti d'agopuntura corrispondevano al 100% a queste strettoie anatomiche.

Gli si contestò che la sua teoria non potesse essere esatta, dato che non era in grado di spiegare tutti i fori dei punti d'agopuntura. I ricercatori americani, in particolare, avanzavano la critica che l'importanza di queste considerazioni – per non dire di questa scoperta – fosse dubbia, perché non utile da un punto di vista clinico.

Nel 1977, il medico Ronald Melzack aveva evidenziato che i punti *trigger* della sindrome dolorosa miofasciale presentano una grossa concordanza con la posizione dei fori dei punti di agopuntura. Se si considera che nella fibromialgia possono esserci contemporaneamente punti *trigger* e *tender points*, diventa interessante l'osservazione dei 18 *tender points* classificati dalla ACR per rilevare, se questi 18 *tender points* corrispondono ai fori dei punti d'agopuntura. Ed effettivamente, la posizione dei 18 *tender points* concorda con quella dei fori dei punti d'agopuntura, o meglio con raggruppamenti di questi ultimi, ad esempio, nella zona occipitale.

Effetti a distanza dei fori dei punti d'agopuntura «incollati»

Indipendentemente da queste osservazioni, mi aveva colpito che, nell'ambito di interventi chirugici alle mani ed ai piedi eseguiti in ischemia, durante la fase di esposizione si potevano osservare, sempre nello stesso posto, dei piccoli fasci neurovascolari che, attraverso i fori, penetravano nei fasci e negli strati tendinei dei muscoli. Oltre a ciò, constatai che, in alcuni individui, questi fori erano ricoperti da una sostanza simile alla glassa per cui erano praticamente incollati. Quest'osservazione m'incuriosì e mi spinse a chiedere ai pazienti, al termine dell'operazione, se in precedenza non avessero avuto dolori particolari. Accadde allora che essi mi parlarono di dolori che, apparentemente, non erano da mettere in relazione con la zona operata e con il motivo dell'intervento, e cioè dolori cervicali, dolori omero-brachiali, mal di schiena, dolori all'anca ed altre sindromi dolorose.

Nel corso di interventi all'avambraccio e nell'area della regione malleolare notai che, nel profondo delle parti molli, erano presenti dei fasci nervosi noti da un punto di vista anatomico, ma anche delle piccole emanazioni nervose, del tutto sconosciute anatomicamente.

In ogni caso, esistevano e dovevano, quindi, avere un significato. In alcuni casi si vide che, queste emanazioni nervose erano avvolte da una specie di calza a rete, oppure che il loro punto di passaggio si presentava come letteralmente incollato da una massa cicatriziale.

Grazie alla mia formazione presso l'Istituto d'Anatomia di Monaco, ero in grado di comparare l'anatomia topografica con le indicazioni di profondità e direzione per l'infissione degli aghi nei fori dei punti di agopuntura. Mi resi conto che, nei casi di profondità d'infissione superiore al centimetro, i punti d'agopuntura coincidevano con le emanazioni, da me osservate, di piccole ramificazioni nervose o con le guaine di tessuto connettivo cicatriziale disposte intorno a determinate terminazioni e ramificazioni nervose (neuriti e dendriti). Questa era la spiegazione anatomica del 12% di strutture anatomiche dei fori di agopuntura, che Hartmut Heine non era stato in grado di assegnare.

Indipendentemente da ciò, avevo iniziato a chiedere ai pazienti, che dovevano sottoporsi ad un intervento chirurgico al piede o alla mano, se fossero d'accordo che, in caso di presenza di tali «otturazioni collose», io procedessi chirurgicamente anche su di esse. Alcuni pazienti diedero il loro assenso. Nel corso di più di dieci anni, fu possibile registrare molti casi, in cui queste otturazioni collose erano state asportate chirurgicamente, i punti di scorrimento erano stati allargati, ripuliti, mentre eventuali tensioni delle placche tendinee erano state eliminate tramite incisione o taglio adeguati. Con sorpresa degli stessi pazienti e del chirurgo, in molti casi la sintomatologia dolorosa, che apparentemente non aveva nulla a che fare con la regione operata, migliorò. Sulla base di queste osservazioni, formulai la teoria che i fori dei punti d'agopuntura, che Hartmut Heine non era riuscito a spiegare, sono strozzature «incollate» dei fori dei punti d'agopuntura.

Le strozzature hanno una localizzazione più profonda rispetto a quanto supposto in precedenza. D'altronde queste strettoie, corrispondenti ai fori dei punti d'agopuntura, se presentavano l'occlusione collosa, avevano la caratteristica di produrre stimoli dolorosi in regioni anatomiche, che, apparentemente, non erano in relazione con il punto d'origine. Mi ricordai dell'effetto a distanza in agopuntura e vi lessi la spiegazione per l'azione esplicata dai punti di passaggio incollati di ramificazioni e terminazioni nervose:

- Tramite l'infissione di aghi, i fori dei punti d'agopuntura regolari e non «incollati» provoca gli effetti a distanza desiderati.
- I fori d'agopuntura incollati, con disturbi o patologie provocano effetti a distanza continui, di tipo morboso.

La rete dei meridiani e dei nervi

Il modo migliore d'immaginarsi i meridiani è quello di pensare a linee immaginarie di collegamento tra i punti d'agopuntura affini. La differenza tra i nervi ed i collegamenti dei punti d'agopuntura può essere spiegata con un paragone: i nervi possono essere paragonati ad una rete telefonica, i collegamenti tra i punti d'agopuntura, invece, alla frequenza di una rete radio senza fili per telefoni cellulari.

- Si può immaginare la rete nervosa in questo modo: ci sono grossi tronchi nervosi da cui fuoriescono rami nervosi, che, a loro volta, si suddividono in rami più piccoli, finché le minuscole terminazioni finali si trovano a nudo nel tessuto adiposo, sotto la pelle.
- Si può immaginare la rete dei meridiani in questo modo: i punti d'agopuntura vanno intesi come fori, nei quali si trovano queste terminazioni nervose scoperte, senza venire in contatto tra di loro. Ciascuna terminazione nervosa si trova in un foro di punto d'agopuntura corrispondente, paragonabile ad un telefono cellulare che può comunicare con un cellulare in altro foro di punto d'agopuntura con la stessa frequenza.

L'appartenenza dei punti d'agopuntura ad un determinato meridiano è paragonabile ad una catena di sentinelle, in grado di scambiare informazioni con segnalazioni visive.

C'è da supporre che esistano dei collegamenti nervosi sottilissimi tra le singole terminazioni nervose, presenti in ciascuno dei fori dei punti d'agopuntura. Questi sarebbero certamente visibili al microscopio elettronico, ma sono difficili da documentare perché le distanze sono così grandi che risulta impossibile orientare e coordinare le immagini visualizzate al microscopio elettronico. A questo s'aggiunge la possibilità, che le terminazioni nervose comunichino in rete bioelettricamente attraverso cellule del corpo apposite.

Occlusione collosa dei fori dei punti d'agopuntura e fibromialgia

La nuova teoria che ho elaborato si basa sulla constatazione che i fori dei punti d'agopuntura e le ramificazioni o terminazioni nervose, che ad essi corrispondono anatomicamente, possono incollarsi e causare, attraverso effetti a distanza, gli svariati sintomi della sindrome fibromialgica

I nervi sono circondati da un sottile tessuto scivoloso, che può modificarsi in senso infiammatorio a fronte di stimolazioni adeguate. Nei pazienti affetti da fibromialgia si deve partire dall'idea che sia lo stress fisico che psichico contribuiscono all'infiammazione del tessuto scivoloso e che tale infiammazione, dopo un certo tempo, causa l'espulsione con il sudore (essudazione) di molecole proteiche, in grado d'incollare le strettoie dei fori d'agopuntura.

Non è stato ancora chiarito di che tipo siano questi protidi. Potrebbe trattarsi di proteine come la sostanza P, che è rilevabile in quantità molteplice nel liquido cerebrospinale (cefalo-rachidiano) dei pazienti fibromialgici. Il liquido cefalo-rachidiano scorre attraverso i nervi periferici e «viene eliminato» con il sudore dalle terminazioni nervose. Potrebbe essere senz'altro ipotizzabile che la sostanza P sia immagazzinata o arricchita nell'area delle strettoie infiammate e che agisca sui fori dei punti d'agopuntura come una colla.

Aldilà di tutte le speculazioni, è provato che lo stress può provocare l'incollarsi delle strettoie con le piccole ramificazioni e terminazioni nervose. Ma cosa accade quando un tale punto di passaggio, che anatomicamente già è definito un restringimento, s'incolla? – Risposta:

- L'arteria fa passare meno sangue
- La vena trasporta meno sangue
- Il nervo è sottoposto a pressione
- Le sostanze metaboliche (metaboliti) non sono trasportate
- Il tessuto riceve poco ossigeno

Tutti questi fattori conducono al malfunzionamento delle terminazioni nervose, che vanno intese come dei sensori. Tali sensori, disturbati, trasmettono informazioni errate al sistema nervoso centrale, che le registra e trasforma in dolori percepibili.

Per questo motivo diventa comprensibile che l'insorgere del dolore dipenda dal fatto che una certa parte del corpo sia sottoposta a carichi eccessivi e se il freddo, l'umidità o traumi esplichino un'influenza. Con la nuova teoria sulla origine della fibromialgia, la varietà di eventi esterni in grado di esacerbare i disturbi fibromialgici può essere ricondotta ad un meccanismo patogenico comune: il continuo flusso di informazioni sbagliate inviate dalle regioni periferiche del corpo al sistema nervoso centrale (SNC), che l'interpreta come stimoli dolorosi, produce una percezione dolorosa ripetitiva e continua – lo stimolo doloroso stesso ha origine nei fori dei punti d'agopuntura «incollati».

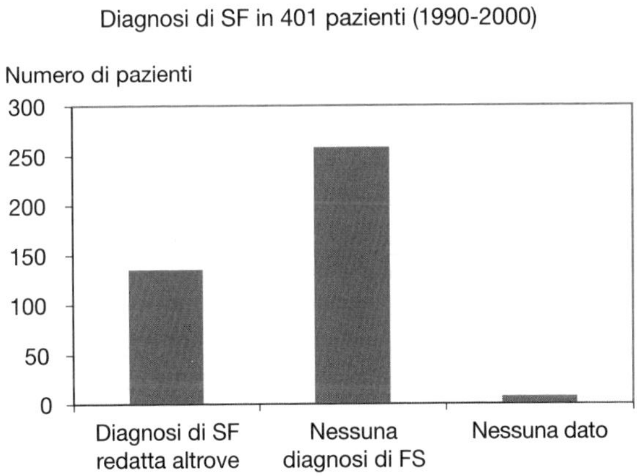

Alla grande maggioranza dei pazienti fibromialgici operati non era stata diagnosticata alcuna SF dal medico curante precedente (Bauer 2000)

Diagnostica della fibromialgia

Molti pazienti devono attendere anni prima di sentirsi formulare la diagnosi giusta. Spesso accade che vengano instaurate terapie farmacologiche o chirurgiche sulla base di altre diagnosi, che, tra l'altro, di solito, non hanno successo. Una volta che sono state escluse altre patologie, effettuando esami preliminari di medicina scolastica, si può accertare la diagnosi di fibromialgia attraverso due misure diagnostiche fondamentali:

- Un'intervista precisa e minuziosa da fare al paziente sull'anamnesi del dolore
- La digitopressione per i dolori ai quadranti.

L'anamnesi del dolore dà indicazioni su una sintomatologia dolorosa che probabilmente è presente già da anni o che è rintracciabile addirittura nell'infanzia. Essa fornisce, inoltre, indicazioni per l'attribuzione dei dolori alle diverse regioni del corpo (quadranti).

La diagnostica digitopressoria applicata al dolore dei quadranti si basa sull'osservazione che i punti d'agopuntura dolenti hanno un ruolo di primo piano nei disturbi fibromialgici. A seconda dei risultati di questa misura diagnostica, si può ricavare, con grande probabilità di successo, un'indicazione per l'intervento chirurgico sul dolore al quadrante.

Anamnesi del dolore - Intervista al paziente

Molti pazienti con fibromialgia comprovata, o che presentano disturbi fibromialgici, possono ricordare l'esordio dei loro dolori: in particolare di dolori che risalgono ad anni o a decenni addietro, che, dopo essersi dapprima manifestati nella zona del braccio e della spalla di destra, nel corso degli anni si erano propagati in tutto il corpo. All'epoca della visita possono essere presenti anche dolori migranti in tutto il corpo, che si manifestano in momenti diversi.

La classica anamnesi medica del dolore abbraccia gli aspetti della percezione dolorosa in relazione alla localizzazione (ad esempio, tutto il braccio, la mandibola superiore sinistra), alla durata (dolore permanente, fulmineo), al genere (bruciante, tipo scarica elettrica) ed all'intensità (moderato, molto forte). Vi sono quattro domande standard che aiutano a chiarire il tipo di dolore presente al momento:

- Dove fa male?
- Quando fa male?
- Come fa male? A cosa è collegato il dolore?
- Quanto fa male?

Per pervenire ad una più precisa attribuzione dei dolori e disturbi della fibromialgia, si ricorre a due formulari distinti:

- uno relativo ai quadranti superiori
- uno relativo ai quadranti inferiori

Con il rilevamento della localizzazione e della irradiazione dei dolori, in parte si può già effettuare una loro attribuzione strutturale. Innanzi tutto, i pazienti parlano liberamente dei loro disturbi, così delle informazioni che, normalmente, non seguono uno schema, sono riportate nel formulario. Infine, quando i pazienti ritengono d'aver detto tutto, si può procedere ad una serie di domande mirate per completare adeguatamente i formulari.

Un colloquio dettagliato con gli interessati è uno dei presupposti fondamentali per pervenire alla corretta diagnosi di fibromialgia. Inoltre, i pazienti hanno la possibilità di parlare con disinvoltura di tutta l'anamnesi dei dolori – una possibilità che di solito non è concessa nel corso dei comuni consulti medici, o meglio, lo scarso dialogo con i pazienti è una delle cause più frequenti nella formulazione di diagnosi sbagliate ai pazienti fibromialgici.

Diagnostica digitopressoria e dolore ai quadranti

I risultati di una ricerca su oltre mille pazienti hanno evidenziato che i punti d'agopuntura dolenti ricoprono un ruolo primario nel quadro della sintomatologia fibromialgica e che la loro decongestione chirurgica rappresenta una nuova e promettente impostazione terapeutica nella lotta alla sintomatologia dolorosa. La suddivisione del corpo in quattro quadranti e la re-

Formulario anamnesi
per SF/CRPS/CFS

Testa, nuca, spalle, estremità superiori

- Di che genere sono i dolori?
- Da quanto durano?
- Ha consultato già altri medici? Quali?
- Le è stata già diagnosticata una fibromialgia?
- Quali diagnosi le sono state fatte?
- Quali cure sono state intraprese?
- È già stato operato?

Ha dolori sul lato destro o sinistro, al centro, variabile

- Dolori alla nuca/schiena
- Dolori intrascapolari
- Contratture, miogelosi
- Dolori occipitali
- Emicrania
- Ronzii auricolari/Tinnito
- Problemi dentali, mascella superiore, mandibola, articolazione temporo-mandibolare, seni paranasali
- Gonfiore delle palpebre, lacrimazione, disturbi visivi
- Dolori alla spalla: a riposo, dipendenti da movimento, da posizione
- Dolori a raggio alla spalla
- Dolori sul lato esterno del braccio, dolori al gomito
- Tenosinoviti, dolori articolari della mano, edema a mani/dita
- Astenia
- Dolori cardiaci
- Dolori sotto l'arco costale, allo sterno, nell'area della ghiandola mammaria
- Sudorazione notturna, febbre, disturbi del sonno
- Dispnea, disturbi della deglutizione
- Manualità ridotta: gli oggetti le cadono di mano
- Dolori nello svolgimento d'attività normali (stirare, scrivere, sbucciare ecc.)
- Formicolio nelle mani/braccia, intorpidimento delle dita, mani fredde
- Osteoporosi, artrosi, reumatismi

Formulario per anamnesi fibromialgica: domande relative ai quadranti superiori

Formulario per anamnesi
per SF/CRPS/CFS

Schiena/Estremità inferiori

- Di che genere sono i dolori?
- Da quanto durano?
- Ha consultato già altri medici? Quali?
- Le è stata già diagnosticata una fibromialgia?
- Quali diagnosi le sono state fatte?
- Quali cure sono state intraprese?
- È già stato operato?

Ha dolori sul lato destro o sinistro, al centro, variabile

- Dolori di schiena, dolori all'osso sacro, artrosi ilio-sacrale, sindrome delle faccette vertebrali
- Problemi alle anche
- Trocanterodinia
- Insensibilità nella zona femorale, dolori alle natiche
- Dolori alle ginocchia
- Dolori al polpaccio, crampi al polpaccio, spasmi muscolari, «restless legs»
- Difficoltà a salire e scendere le scale
- Disturbi circolatori
- Osteoporosi
- Artrosi
- Ritenzione idrica/edemi
- Dolori nell'area del tendine d'Achille, del calcagno (achillodinia, spina calcaneare), del metatarso, delle eminenze delle piante dei piedi
- Formicolio, prurito, intorpidimento, piedi secchi e screpolati, piedi freddi
- Dolori inguinali
- Addome gonfio, sindrome dell'intestino irritabile, vescica irritabile
- Assume ormoni? (problemi mestruali, tiroide, glicemia)

Formulario per anamnesi fibromialgica: domande relative ai quadranti inferiori

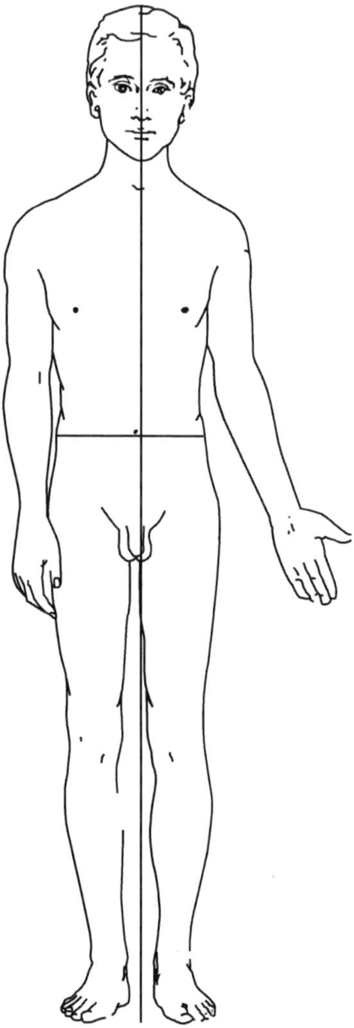

lativa assegnazione dei disturbi a queste zone si è attestata come il miglior procedimento, attualmente disponibile, per rilevare il quadro sintomatologico.

Con una linea immaginaria, si divide il corpo a metà, verticalmente e longitudinalmente, in modo da avere due quadranti superiori e due inferiori. Si è visto che nel corso di esatte anamnesi del dolore, i pazienti erano in grado d'indicare, dove erano comparsi i primi dolori. Per fare questo, a volte i pazienti devono percorrere a ritroso la loro via crucis fino a quando erano bambini, giacché la fibromialgia potrebbe essere insorta già in età infantile o nel corso dell'adolescenza.

L'esame fisico, secondo le regole della diagnostica digitopressoria del dolore al quadrante, viene effettuato in due fasi: per prima cosa, il paziente mette in libertà la parte superiore del corpo (quadranti superiori). Dopo l'esame diagnostico dei quadranti superiori tramite la digitopressione, il paziente può rivestirsi. Quindi il paziente mette in libertà la parte inferiore del corpo (quadranti inferiori) per permetterne l'esame. Con questo procedimento in due tempi, si evita uno shock termico in pazienti che sono sensibili al freddo.

I punti d'agopuntura doloranti vengono annotati e poi riportati sul foglio del quadrante, partendo dal dolore più forte in ciascun quadrante. Per esempio, quadrante superiore destro molto dolente (++), quadrante superiore sinistro dolente (+), quadrante inferiore destro molto dolente (++) oppure quadrante inferiore sinistro soltanto dolorante (+). Questi risultati d'indagine diagnostici sono fondamentali per decidere quale intervento chirurgico sul dolore al quadrante sia il migliore in assoluto per il paziente.

Diagnostica digitopressoria dei quadranti superiori

Di solito, quando si hanno dolori nella zona braccio-spalla o nuca-testa, è presente un disturbo del meridiano dell'intestino crasso (Di.) – in alcuni casi, anche del meridiano dei polmoni (Lu.) in quanto meridiano collaterale e/o anche di altri meridiani collaterali.

- Il meridiano dei polmoni (Lu.) causa la dolorabilità alla pressione della faccia anteriore della testa dell'omero. Ciò spiega perché nell'area delle estremità superiori insorgono dolori che al paziente possono sembrare dolori alla spalla ed al medico curante appaiono come una lesione della muscolatura omero-brachiale (guaina del rotatore)
  Nella zona del triangolo laterale del collo, il meridiano dell'intestino crasso (Di.) incrocia il meridiano della cistifellea (Gb.), cosa che può causare la trasmissione del disturbo a quest'ultimo. Il meridiano dell'intestino crasso parte lateralmente dalla coda dell'occhio, tocca l'orecchio e da lì, attraverso la cute della testa raggiunge la fronte e, quindi, torna nella nuca. Questo spiega perché i pazienti con disturbi nella zona del meridiano dell'intestino crasso lamentano dolori alla testa ed alla nuca e, più raramente, riferiscono gonfiore agli occhi, specialmente al mattino, proprio sul lato del disturbo oppure eventualmente accusano rumori auricolari (tinnito) o dolori occipitali. Il punto terminale del meridiano dell'intestino crasso si trova nell'area della parte controlaterale sopra il canino ed il rispettivo seno mascellare. Si può dunque comprendere perché alcuni pazienti, che manifestano un disturbo del meridiano dell'intestino crasso, lamentino dolori dentali e/o dolori mascellari.

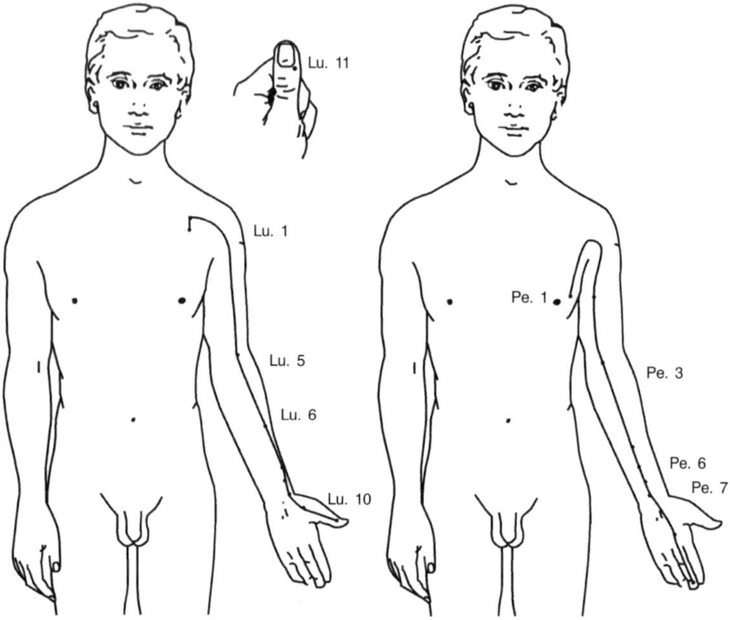

Diagnostica digitopressoria dei quadranti superiori: meridiani con i punti d'agopuntura più importanti: il meridiano dei polmoni (Lu.), il meridiano del pericardio (Pe.).

Al fine di stilare una diagnosi del dolore ai quadranti superiori, e in particolare, per chiarirne i nessi, si consiglia d'iniziare con il punto d'agopuntura Di4. Fin dalla prima stretta di mano sarà possibile constatare se questo punto è interessato:

- Infatti, se il punto è dolente alla pressione, nella maggior parte dei casi, il paziente ritirerà la sua mano.

Se il paziente non ritirerà la mano oppure non manifesterà dolore, con molta probabilità nella parte destra non è presente alcun disturbo del meridiano dell'intestino crasso. Bisognerà quindi accertare che il paziente non sia mancino. Si consiglia di chiedere, poi, dove vengono avvertiti i dolori. Se il paziente non cita certi areali, che appartengono al meridiano dell'intestino crasso ed ai suoi collaterali, sarà necessario porre domande mirate. Spesso i pazienti tacciono controvoglia che hanno un qualche dolore mascellare o alla spalla.

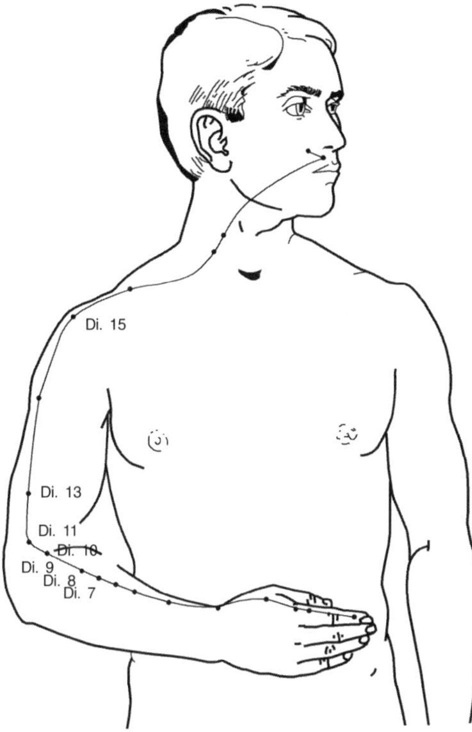

Diagnostica digitopressoria dei quadranti superiori: meridiano dell'intestino crasso (Di.) con i punti d'agopuntura più importanti.

Infatti, specialisti come ortopedici, otorinolaringoiatri o odontoiatri di norma fanno domande soltanto sui disturbi che attengono alla loro specializzazione e solo di rado considerano il paziente nella sua globalità.

Dopo aver esaminato il punto d'agopuntura Di4 – ovvero su entrambe le estremità superiori – si segue il meridiano dell'intestino crasso verso il centro. Durante la visita, il medico farà particolare attenzione ad una possibile dolorabilità nella zona dei punti d'agopuntura Di5, Lu7 e Lu8.

- I punti d'agopuntura Lu7 e Lu8 corrispondono a quel dolore pressorio che nella chirurgia della mano è considerato indice di una tenosinovite del primo e secondo ramo del tendine estensore. Per questo motivo si sottopongono a visita tutti i punti d'esame conosciuti nella chirurgia della mano correlati a possibili disturbi, tipo «dita che schioccano», debolezza del legamento della capsula, infiammazione della guaina tendinea (tenovaginite o tenosinovite) oppure «pollice dello sciatore».

- Inoltre, colui che esamina il paziente farà attenzione, se i punti d'agopuntura dell'intestino crasso Di7, Di8, Di9, Di10, Di11, Di12, Di13 e Di14 sono dolenti.
- Infine s'esaminano i punti d'agopuntura del meridiano dei polmoni Lu6, Lu5 ed il punto del meridiano del pericardio Pe3. Mentre si esegue la digitopressione sui punti del meridiano dei polmoni, si consiglia di chiedere al paziente, se per caso avverta dolori alla testa dell'omero o sulla faccia anteriore della spalla. Oltre a ciò, durante il controllo dei punti del meridiano del pericardio, si deve indagare sull'eventuale comparsa nel tempo di dolori al petto o addirittura di disturbi cardiaci incomprensibili.
- Al termine della visita, si controllano i punti d'agopuntura della regione della spalla. I punti d'agopuntura Di15 e Di16 del meridiano dell'intestino crasso sono particolarmente importanti. Solitamente i punti d'agopuntura della zona della gola non risultano doloranti alla pressione. Tuttavia, il medico interrogherà il paziente su tutti i disturbi che possono essere collegati con i meridiani citati a causa della loro collocazione: dolori nell'area della mandibola o del mascellare superiore, disturbi dentali o mascellari, stati di gonfiore degli occhi, ronzio auricolare, tinnito, o dolori occipitali.

Una volta concluso l'esame diagnostico per digitopressione dei quadranti superiori, nei pazienti con dolori fibromialgici nella metà superiore del corpo (dolore ai quadranti superiori) si potrà riscontrare il seguente referto tipico:

- Meridiano dell'intestino crasso: dolorabilità alla pressione dei punti d'agopuntura Di4, Di7, Di8, Di9, Di10, Di11, Di12 e Di13.
- Meridiano dei polmoni: dolorabilità alla pressione dei punti d'agopuntura Lu6 e Lu5.
- Inoltre possono risultare dolenti i punti d'agopuntura di

svariati meridiani: meridiano del crasso (Di14, Di15, Di19), meridiano dei polmoni (Lu1, Lu2, Lu10) e meridiano della cistifellea (Gb1, Gb14, Gb20, Gb12).

Di norma, quando la diagnostica digitopressoria è esatta, si evidenzia la particolare dolorabilità alla pressione dei punti d'agopuntura da Di7 a Dill del meridiano dell'intestino crasso e del meridiano dei polmoni Lu6. Se è così, è presente un dolore al quadrante, riconducibile ad un'irritazione di questo importante tratto del meridiano del crasso. Nel caso di una storia di dolori adeguatamente persistente nel tempo con un campionario di diagnosi molteplice, è consigliabile, in definitiva, la rimozione chirurgica dei punti d'agopuntura del dolore ai quadranti superiori ovverosia un intervento chirurgico sul dolore ai quadranti.

Classiche diagnosi sbagliate nel dolore ai quadranti delle estremità superiori

- «Spalla congelata»
- «Sindrome cervico-spinale»
- «Dolore occipitale»
- «Impingement della spalla»
- «Miogelosi dell'area scapolare»
- «Tendosinovite recidivante dell'avambraccio»
- «Sindrome spalla-braccio»
- «Sospetta ernia del disco intervertebrale in zona cervico-o dorso-spinale»
- «Schiena contratta»

Diagnostica digitopressoria dei quadranti inferiori

Ai fini della diagnosi per digitopressione sui quadranti inferiori, i punti d'agopuntura più importanti sono quelli del meridiano dei reni. Nei casi di dolori di schiena in sede profonda, dolori nella zona delle anche, alle cosce, dolori alle ginocchia, al tendine d'Achille, al calcagno e nell'area anteriore del piede, la maggior parte delle volte è presente un disturbo del meridiano dei reni. In alcuni casi vi sono anche disturbi dei meridiani della vescica e della colecisti, poiché si creano collegamenti trasversali (collegamento errato dei meridiani del fegato, di milza e pancreas e dei reni). Chi effettua la visita inizia solitamente controllando il dolore tramite pressione sull'area metatarsale e sulla pianta del piede, o meglio sulle intercapedini del metatarso.

• Il meridiano dei reni (Ni.) inizia con il punto d'agopuntura

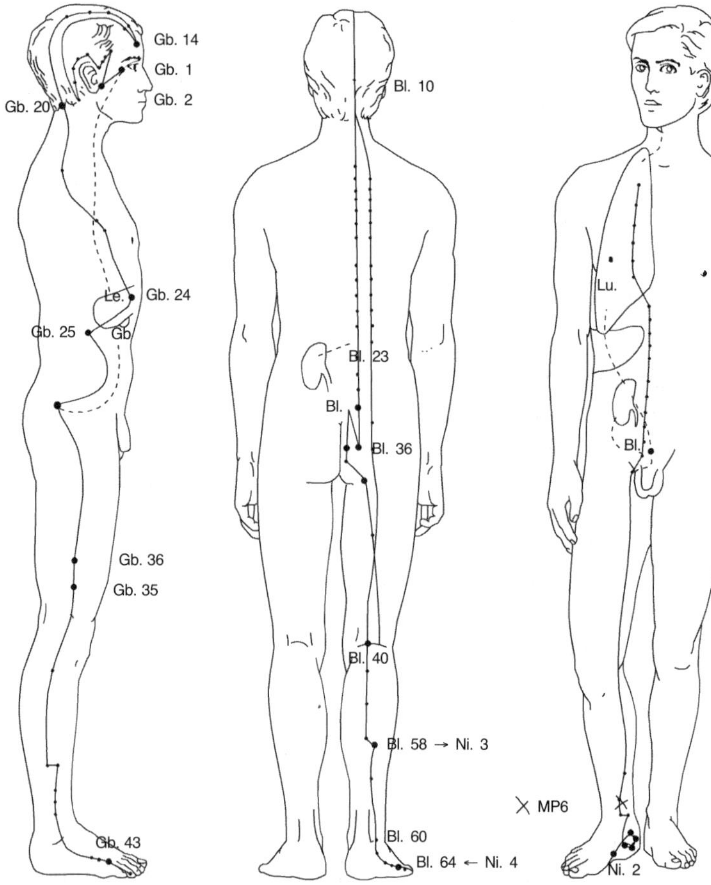

DIAGNOSTICA DIGITOPRESSORIA DEI QUADRANTI INFERIORI: Meridiani con i punti d'agopuntura più importanti: meridiano della cistifellea (Gb.), meridiano della vescica (BI.), meridiano dei reni (Ni.), meridiano milza-pancreas (MP6).

Nil sulla pianta del tarso. In caso di disturbi, a volte, è presente una verruca spinosa corna persistente *(fittone corneo)*.

- Il punto d'agopuntura solo raramente risulta dolorante alla pressione, più spesso lo sono invece i punti d'agopuntura del meridiano dei reni Ni3, Ni4, Ni5, Ni6, Nil e Ni8 nonché il punto MP6 del meridiano milza-pancreas. Se questi punti hanno un disturbo, allora è presente una fibromialgia del quadrante inferiore destro o sinistro. Il meridiano del fegato (Le.) può essere irritato dal collegamento errato del punto MP6. Può esserci anche un dolore inguinale simmetrico, che mima un'ernia inguinale (inguine del calciatore).
- Il meridiano milza-pancreas può, in caso di disturbo, causare sintomi da intestino irritabile. In effetti, il 30-40% dei pazienti fibromialgici soffre di sindrome da intestino irritabile.
- Collegamenti trasversali del e con il meridiano della vescica (Bl.) portano ad un suo disturbo, che può manifestarsi come dolore nella regione poplitea. In questo caso, i punti d'agopuntura B138, B139 e B140 come pure il B136 (plica del gluteo) sono doloranti alla pressione. I pazienti colpiti riferiscono che, da seduti, hanno la sensazione di poggiare su un pezzo di ghiaccio delle dimensioni d'una palla da tennis. Inoltre possono essere evidenziati anche dolori nella zona del sacro (articolazione o saldatura ilio-sacrale) sui punti d'agopuntura dal B127 al B134, che si manifestano come dolori di schiena con sede profonda. Effettivamente molti pazienti fibromialgici soffrono anche di cistiti interstiziali recidivanti. L'irritazione del meridiano della vescica può espandersi all'indietro fino al suo punto d'origine all'interno della coda dell'occhio, causando cefalee, dolori cervicali, dolori infrascapolari e nell'area muscolare omero-cervicale.
- Molto spesso si ha un'irritazione contemporanea del meridiano della cistifellea (Gb.). In questo caso si riscontra un chiaro dolore da pressione nella parte anteriore del piede. Più raramente, invece, si apprezza un dolore da pressione nell'area dei punti Gb35, Gb36 e Gb37, mentre, per contro, i punti Gb32 e Gb33 risultano più spesso dolenti alla

pressione. A fronte di dolori nella regione dell'anca o superiormente al trocantere, risulta dolente alla pressione.
A causa di un accavallamento con il meridiano del crasso (Di.) nella zona delle spalle (fossa sopraclavicolare), i dolori convogliati attraverso il meridiano della cistifellea possono esacerbare quelli causati dal meridiano del crasso, se questo è disturbato, oppure possono scatenare dolori cervico-occipitali, in caso di assenza di problemi a questo meridiano. I meridiani di reni, vescica e cistifellea vengono collegati erroneamente attraverso il meridiano del crasso, per cui un dolore del quadrante superiore può estendersi al quadrante inferiore dello stesso lato.
A causa di questo collegamento scorretto, il dolore del quadrante superiore si trasforma in un dolore monolaterale, che comprende anche il quadrante inferiore della stessa metà del corpo, mentre il dolore al quadrante inferiore diventa un dolore monolaterale, che abbraccia contemporaneamente anche il quadrante superiore.
Il dolore al quadrante o quello monolaterale diagnosticato con la digitopressione è ammesso come criterio decisivo per eseguire l'intervento chirurgico sul dolore al quadrante delle estremità inferiori, però solo dopo aver effettuato gli esami diagnostici convenzionali (in particolare, i metodi per immagine e gli esami reumatologici di laboratorio) senza che sia stata evidenziata alcuna anomalia.

Evitare operazioni inutili!

Non è sempre condivisibile che pazienti di 30-40 anni subiscano l'impianto di una protesi dell'anca o del ginocchio a causa di dolori che durano da anni e che sono stati classificati esclusivamente come dovuti all'usura articolare (degenerativi, artrosici).

Vasta diagnostica globale

Il medico con una formazione vasta e di qualità prescriverà un'ulteriore serie d'esami, fra cui l'esame chirurgico ed ortopedico delle mani e dei piedi come pure la completa diagnostica della chirurgia della mano. Prima di decidersi per un intervento chirurgico sul dolore ai quadranti, si dovranno avere anche i risultati degli esami diagnostici neurologici. Oltre a ciò, il medico, con una formazione specifica, effettuerà la palpazione dei meridiani e dei loro punti d'agopuntura.

Molti pazienti fibromialgici avvertono con sorpresa una particolare dolorabilità alla pressione esercitata su certi punti e regioni, ai quali nessuno aveva pensato, che non erano mai stati esaminati e della cui dolorabilità essi non erano al corrente.

L'osservazione delle differenze tra i lati è particolarmente utile agli scopi degli esami diagnostici. Grazie ad essa, il paziente fibromialgico diventa cosciente del fatto che il dolore non è lo stesso in tutti i punti e che può e deve esserci una differente dolorabilità alla pressione Inoltre, le differenze tra i lati del corpo in quanto a dolorabilità alla pressione forniscono indicazioni anche per stabilire il migliore intervento chirurgico sul dolore ai quadranti.

Else: il cammino verso la libertà dal dolore

«Egregio dottore, deve aiutarmi: questi dolori non li sopporto più!». In questo modo drammatico Else, una contadina di 58 anni del Burgenland, descrive i suoi dolori. Lamenta dolori sul lato sinistro del volto, iniziati dieci anni addietro: «i dolori iniziano sull'arcata zigomatica sinistra e continuano fin nel cervello. Non ce la faccio più a sopportare il dolore al cervello. Il neurologo ha detto che si tratta di una nevralgia del trigemino: io però non ci credo, perché il dolore è dentro la testa e non sulla testa». Da ulteriori domande scaturirono indicazioni di numerosi altri sintomi: difficoltà di deglutizione con rigidità del collo, occhi arrossati, voce rauca e dolori nel deglutire e nel parlare.

La paziente s'era presa cura d'entrambi i suoceri fino alla loro morte e da allora aveva accusato dolori a spalla, mano e braccio. Per un certo periodo di tempo, a causa dei dolori, non era quasi più in grado d'impugnare le posate. Else non faceva più passeggiate, giacché la gamba destra le faceva male e non poteva più poggiare o flettere i piede. Per questo, il medico di famiglia le aveva prescritto un plantare calcaneare.

Dal 1993, la paziente era stata ricorrentemente trattata in ospedale. Si sospettava, per esempio, che i dolori fossero provocati da lesioni alla colonna vertebrale. Nel 1997 fu ripulito con successo un seno maxillo-frontale suppurato. Il medico di famiglia annotò sulla scheda della paziente la seguente diagnosi: nevralgia del trigemino, cefalea d'origine cervicale e condizione postoperatoria per sinusite mascellare sinistra.

Con l'ausilio della digitopressione si pervenne ad una diagnosi di fibromialgia di tutti i quadranti, più pronunciata nel quadrante superiore sinistro rispetto all'inferiore destro. Un'ulteriore visita otorinolaringoiatrica non fornì, tuttavia, nessun nuovo dato. Alla fine, operai Else al quadrante sinistro superiore. Tutti i disturbi a carico di spalla, braccio e mano destri sparirono dopo l'intervento e restarono pertinacemente soltanto i dolori al volto. Infine fu ripetuta con successo una visita otorinolaringoiatrica a fronte di dolori ormai chiaramente localizzabili: nel tomogramma della risonanza magnetica nucleare era visibile un ascesso. Si eliminò chirurgicamente del vecchio pus coriaceo ed Else annunciò, dopo l'operazione:» Adesso tutti ci credono che ho dovuto sopportare dei dolori pazzeschi!»

Finalmente Else poté ricevere aiuto, dopo essere stata torturata per anni dai dolori: i disturbi fibromialgici e l'ascesso, che provocava il mal di testa, erano stati eliminati.

Stadi della fibromialgia e dolore ai quadranti

I risultati di studi con diagnostica digitopressoria, condotti su centinaia di pazienti fibromialgici, hanno evidenziato che si può ritrovare continuamente un tipico pattern di diffusione dei dolori ai quadranti. La fibromialgia inizia in un quadrante, si diffonde poi specularmente al quadrante contiguo sul lato opposto, o anche sul quadrante dello stesso lato ed alla fine è possibile che siano interessati tutti i quadranti. Sulla base di tali osservazioni, si può suddividere la fibromialgia in vari stadi.

Stadi del dolore ai quadranti nella fibromialgia

- *Stadio 1* – il dolore interessa un quadrante
- *Stadio 2* – il dolore interessa un quadrante più un quadrante collaterale (eccezione: dolore di una metà del corpo)
- *Stadio 3* – vengono interessati un quadrante più due collaterali
- *Stadio 4* – interessamento doloroso di tutti e 4 i quadranti

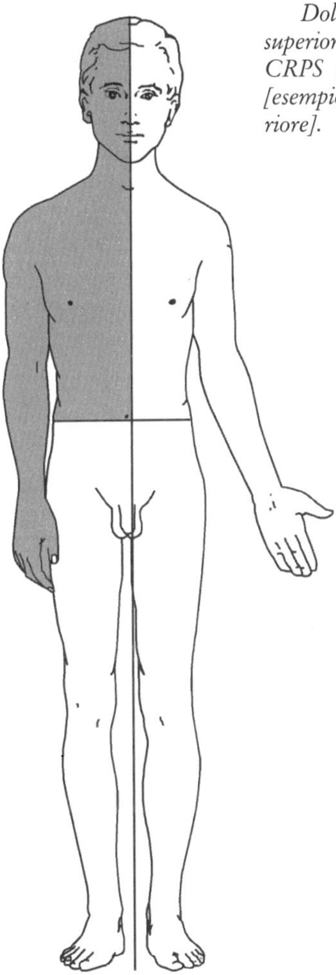

Dolore ai quadranti in stadio 1 (1 quadrante superiore): dolore al quadrante isolato come nella CRPS (sindrome complessa da dolore regionale) [esempio del dolore che parte dal quadrante superiore].

È davvero degno di nota che specialmente lo stadio 1 del dolore fibromialgico al quadrante presenti grosse similarità con la cosiddetta sindrome dolorosa miofasciale e la sindrome complessa del dolore regionale o *Complex Regional Pain Syndrome* (CPRS) di un'estremità. Nei pazienti fibromialgici possono essere presenti sia dei punti *trigger* dolenti alla pressione, che sono caratteristici della sindrome dolorosa miofasciale, sia *tender points*, che compaiono esclusivamente nella fibromialgia e sono assenti nella sindrome dolorosa miofasciale.

Di norma, la sintomatologia dolorosa della fibromialgia inizia a manifestarsi in un quadrante e si diffonde successivamente ai quadranti contigui, fino ad abbracciare, alla fine, tutti i quadranti.

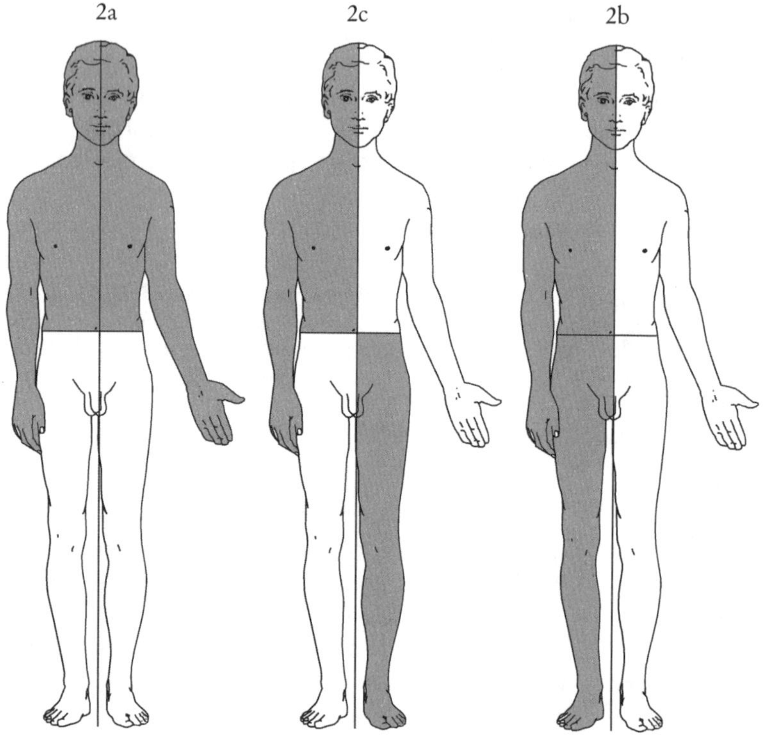

Dolore ai quadranti nello stadio 2: Stadio 2a (entrambi i quadranti superiori), stadio 2c eccezione («dolore in diagonale), Stadio 2b eccezione («dolore metà corpo») [esempi per dolori che si diramano dal quadrante superiore destro].

Stadio 3

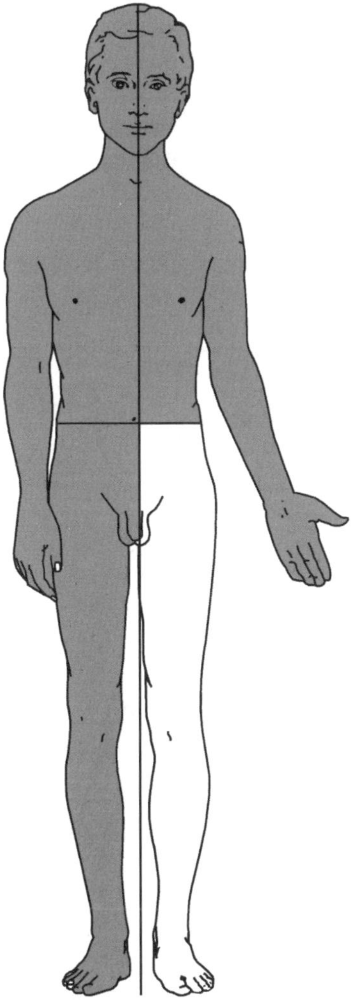

Dolore al quadrante, stadio 3 (entrambi i quadranti superiori ed uno inferiore) [esempio di dolori provenienti dal quadrante superiore destro].

Stadio 4

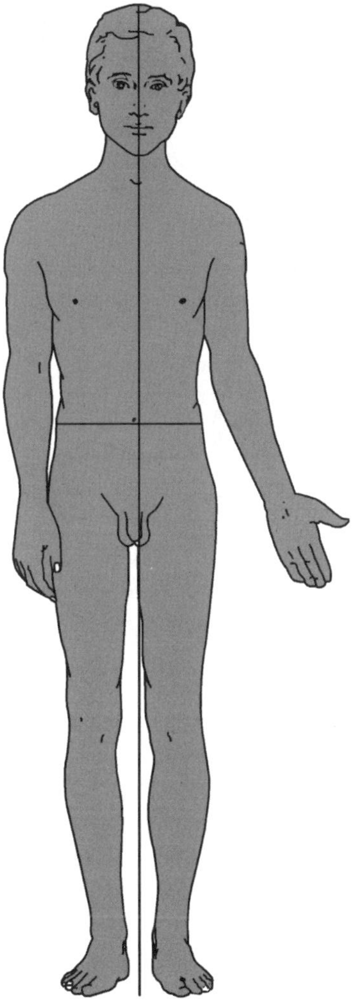

Dolore al quadrante, stadio 4 (tutti i 4 quadranti): immagine completa di fibromialgia generalizzata [esempio di dolori che partono dal quadrante superiore destro].

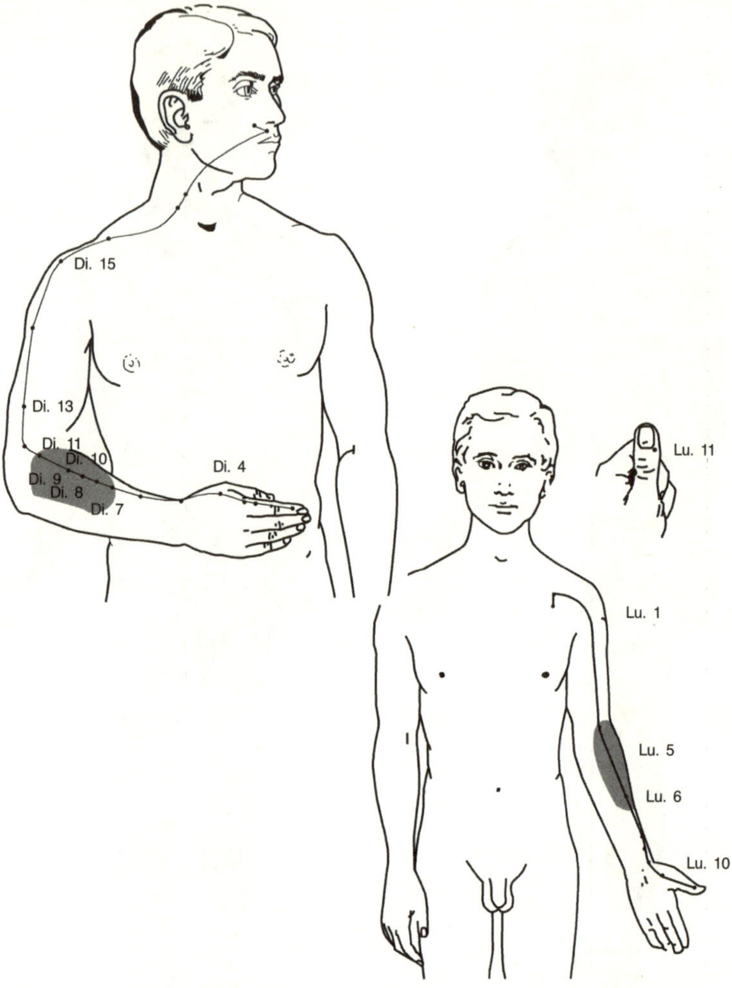

Centrale di comando del dolore ai quadranti nella metà superiore del corpo con i punti d'agopuntura più importanti (Di.: meridiano del crasso; Lu.: meridiano dei polmoni).

Intervento chirurgico sul dolore ai quadranti

Nei capitoli precedenti avete appreso alcune cose sui fori dei punti d'agopuntura e che questi possono «incollarsi». A questo punto vorrei farvi familiarizzare con tutto ciò che è importante sapere circa l'intervento chirurgico sul dolore ai quadranti.

Ora forse vi chiederete se non siano necessari più di 300 incisioni per correggere l'adesione dei fori dei punti d'agopuntura: no, non è assolutamente necessario! Al contrario, s'è visto che questo non è indispensabile, giacché per ogni quadrante del corpo esiste una specie di centralina di comando che è collegata in modo particolare con il dolore al quadrante.

Pertanto esistono regioni del corpo, definibili anatomicamente, nelle quali i punti d'agopuntura importanti sono così vicini gli uni agli altri da rendere necessaria un'unica incisione ed i fori «incollati» dei punti d'agopuntura possono essere corretti con un'unica incisione chirurgica nella centralina di comando dei quadranti superiori o inferiori.

Questo modo di procedere è motivato dall'esperienze fatte con la diagnostica digitopressoria su svariate centinaia di pazienti: dall'esame pressorio dei punti d'agopuntura si è evidenziato, nella stragrande maggioranza dei pazienti, che quasi sempre risultano dolenti alla pressione sempre gli stessi punti d'agopuntura o meglio che è presente una dolorabilità alla pressione dei *tender points*

- Centralina di comando per entrambi i quadranti superiori: in caso di dolori cronici nella zona dei quadranti superiori sono interessati di preferenza i punti d'agopuntura del meridiano dell'intestino crasso (Di.) e del meridiano dei polmoni (Lu.).
- Centralina di comando per entrambi i quadranti inferiori: in caso di dolori cronici nella zona dei quadranti inferiori sono interessati di preferenza i punti d'agopuntura del meridiano dei reni (Ni.).

Partendo dai risultati della diagnosi effettuata tramite digitopressione, si può decidere quali centraline di comando possono essere trattate con esito positivo attraverso un intervento chirurgico sul dolore ai quadranti. Tuttavia non è assolutamente necessario operare tutte le «centraline di comando» dei pazienti fibromialgici. Infatti, circa i quattro quinti dei pazienti fibromialgici trattati finora chirurgicamente, hanno avuto bisogno di un'unica operazione al dolore del quadrante, che è stata effettuata su di un unico quadrante superiore. Gli altri pazienti sono stati sottoposti ad intervento chirurgico ad entrambi i quadranti superiori allo scopo d'eliminare i disturbi fibromialgici. Un intervento sul dolore al quadrante eseguito su di un lato e riuscito causa, la maggior parte delle volte, la scomparsa dei disturbi anche sul lato opposto.

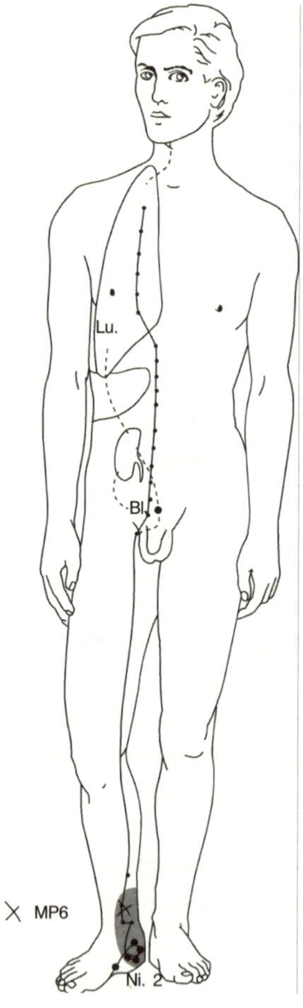

Centralina di comando del dolore al quadrante della metà inferiore del corpo con i punti d'agopuntura più importanti:-pancreas Ni (meridiano dei reni), Lu. (meridiano dei polmoni), Bl (meridiano della vescica), MP. (meridiano milza-pancreas).

Regine: il mio giorno fortunato

Mi chiamo Regine Marquardt e vorrei parlare di un intervento chirurgico per il trattamento della fibromialgia. Racconto della mia esperienza con questo nuovo metodo operatorio in qualità di persona affetta da fibromialgia e di paziente guarita dalla terapia.

Per quasi 20 anni ho sofferto orribilmente per l'ignoranza, l'incompetenza o la mancanza di buona volontà di numerosi medici. Ero ormai al capolinea, non avevo più voglia di vivere e non ero lontana da un ultimo passo verso la morte. Poi, per un caso fortuito, venni a sapere del Professore Bauer di Monaco e del suo nuovo metodo: l'intervento sul dolore ai quadranti. È stata la mia salvezza e potrebbe essere la salvezza di molti altri pazienti disperati. Decisi di recarmi a Monaco per farmi visitare e, se possibile, anche per farmi operare. Avevo urgentemente bisogno d'aiuto, perché avevo dolori in tutto il corpo, i peggiori erano quelli al cuore ed al petto. I dolori insopportabili alle estremità inferiori, gambe, piedi, talloni come pure ad anche, ginocchia, alluci ed inguine a volte erano tanto forti che non riuscivo a muovermi. Le mie mani erano completamente senza forze. Non ero in grado di afferrare nulla, non riuscivo ad aprire un tappo a vite e su entrambi i pollici avevo la sensazione che venissero scrostati dalle articolazioni con un coltello, una sensazione davvero molto dolorosa! Anche gli occhi erano coinvolti: avevo il cosiddetto «sguardo da tunnel» e spessissimo davanti agli occhi avvertivo uno «sfarfallio». Inoltre soffrivo di mal di testa e d'orecchio violenti. Tutto il mio corpo era, dalla testa ai piedi, un unico dolore lancinante che bruciava.

Nel settembre del 2001 fui visitata ed operata al gomito sinistro: una piccola incisione dall'effetto enorme! Il mio giorno fortunato! Da quel momento in poi, la situazione andò progressivamente migliorando, sempre un pochino meglio: i dolori al cuore, come quelli al petto, erano stati spazzati via come da un soffio, sparirono il ventre flatulento ed i disturbi intestinali, l'inguine non mi faceva più male, la cefalea se ne era andata, la mia capacità visiva s'era nuovamente e pienamente normalizzata mentre nuca, braccia, mani e pollici erano nuovamente mobili e pressoché privi di dolore, la vescica irritabile non era quasi più presente e potevo nuovamente dormire quasi indisturbata.

La stanchezza cronica e la depressione si dissiparono e guadagnai chiaramente più stimolo e maggiore rispetto alle mie attività. Di recente anche gambe e piedi si sono liberati dal dolore e posso camminare di nuovo, nel vero senso della parola. Ogni mattina, quando mi sveglio, penso al mio giorno fortunato ed all'operazione che mi ha restituito una vita di donna felice e ottimista. Adesso ho quasi 60 anni e la fibromialgia m'ha rubato gli anni più belli della mia vita. Tuttavia, la cosa più importante è che mio marito può nuovamente prendermi fra le sue braccia.

Caratteristiche d'intervento

Il procedimento chirurgico non va evitato, qualora il paziente sia affetto da disturbi che durano da tempo, cioè anni o decenni, e da dolori cronici e qualora siano state applicate tutte le altre misure terapeutiche senza che abbiano prodotto risultati. Quando si stabiliscono le caratteristiche d'intervento, bisogna tenere ben presente il punto di partenza. Le modalità d'intervento devono essere stabilite in base a quale e a quanti quadranti siano interessati, all'eventualità che un quadrante faccia più male di un altro o che tutti i quadranti facciano male in maniera uguale.

Caratteristiche d'intervento della centralina di comando dei quadranti superiori

Nei pazienti fibromialgici che presentano dolori a nuca e spalla, sindrome spalla-braccio (spalla congelata), cefalea, dolori articolari ai polsi o miastenia (quando si afferrano oggetti, si cuce, si fa il bucato o si stira) si esercita con il pollice una pressione sui relativi punti d'agopuntura dei meridiani dell'intestino crasso e dei polmoni.

Si consiglia un intervento sul dolore al quadrante superiore, se i seguenti punti risultano notevolmente dolenti alla pressione:

- Meridiano del crasso: Di4, Di7, Di8, Di9, Di10, Di11 e Di13
- Meridiano dei polmoni: Lu 6.

La diagnosi approvata è «sindrome fibromialgica delle estremità superiori allo stadio iniziale»

Indicazione operativa, centrale quadranti inferiori

Si consiglia l'indicazione per un intervento sul dolore ai quadranti inferiori, quando i seguenti punti risultano molto dolenti alla digitopressione:

- Meridiano dei reni: Ni2, Ni3, Ni4, Ni5, Ni6, Ni7, Ni8, Ni9.
- Meridiano milza-pancreas: MP6.
- Meridiano della cistifellea: Gb31, Gb37, Gb39.
- Meridiano della vescica: B138, B139, da B127 a B131.

Si valutano, poi, come ulteriori conferme all'intervento sul dolore al quadrante, altri punti d'agopuntura dolenti alla digitopressione.

Se risultano dolenti alla pressione 6 punti d'agopuntura del meridiano dei reni, il punto MP6 del meridiano milza-pancreas e anche un punto del meridiano della vescica o della cistifellea, e se i dolori si manifestano da almeno 3 mesi e si è già fatto ricorso a tutte le possibilità terapeutiche offerte dalla medicina tradizionale occidentale, si consiglia ai pazienti la rimozione chirurgica del fascio neuro-vascolare nell'area della faccia interna del malleolo interno.

L'intervento

La diagnosi tramite digitopressione, riferentesi al dolore al quadrante oppure ad un dolore alla metà del corpo, può essere presa come criterio a favore dell'intervento chirurgico, soltanto quando i metodi d'indagine tradizionali, in particolare quelli per immagine (radiografia, ultrasuoni, tomografia assiale computerizzata e risonanza magnetica nucleare) e le prove reumatologiche di laboratorio non hanno evidenziato anomalie o referti morbosi. Se si possono impostare cure tradizionali, la diagnostica digitopressoria serve solo alla redazione della diagnosi stessa.

Per i pazienti sottoposti ad intervento sussiste una buona possibilità che riescano a liberarsi dai loro disturbi. Per cui, il paziente non deve convivere con presunti dolori incurabili. La medicina tradizionale considera la fibromialgia una malattia incurabile. La diagnostica della digitopressione ha aperto l'accesso ad una cura, che potrebbe essere causale. Con l'aiuto dell'intervento sul dolore ai quadranti è possibile curare la fibromialgia.

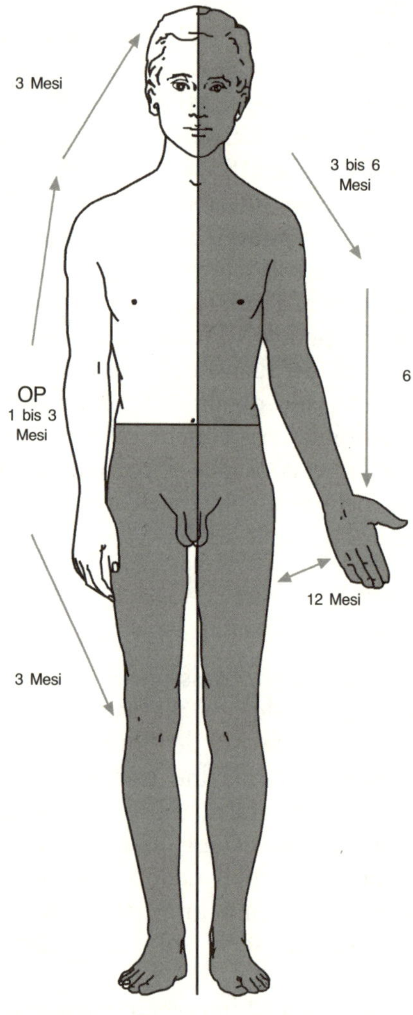

Andamento temporale dell'effetto di un intervento chirurgico sul dolore al quadrante, con esempio della centrale di comando dei quadranti superiori. La figura mostra il diffondersi dell'assenza di dolore (freccia) sull'esempio di un'operazione (OP) al quadrante superiore destro.

Birgit: «Dolori, addio!»

Birgit Franke, una donna sulla quarantina, è a metà della sua vita e da anni tenta la difficile impresa di conciliare famiglia e lavoro, un destino che condivide con molte altre donne. Lo stress è imponente ed i suoi disturbi cronici sono di varia natura: dolori in tutto il corpo, tinnito, difficoltà di deglutizione, tachicardia e fibrillazioni, nausea, sensazione di paralisi alle mani ed un dolore continuo alla nuca le impedisce qualsiasi movimento della testa.

Preliminarmente alla sua prima visita, Birgit m'inviò uno schizzo. Aveva disegnato l'avanti ed il dietro di un «omino dei dolori», colorando di nero le aree del corpo affette da dolori ed annotando a mano gli ulteriori disturbi.

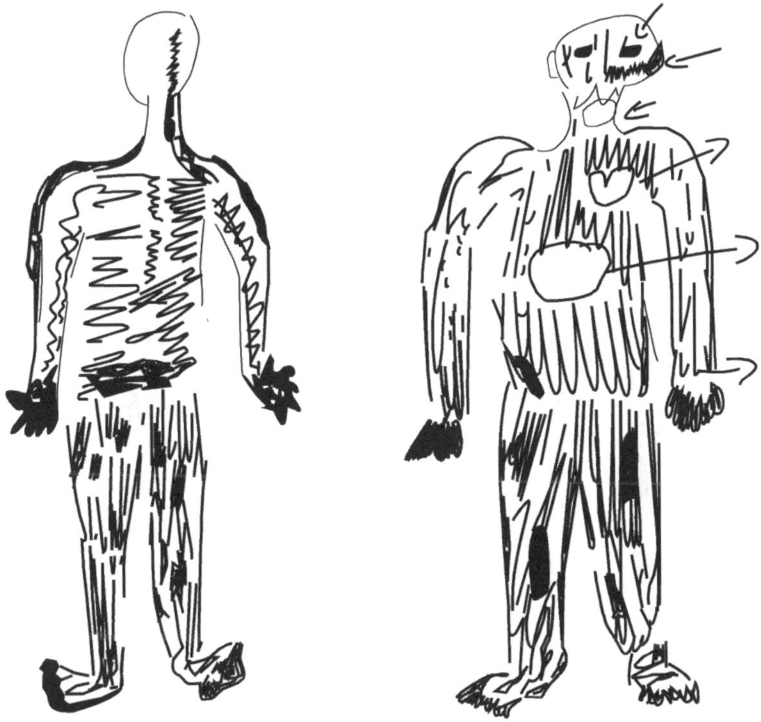

Il disegno di Birgit antecedente all'operazione (15 settembre 2001): le zone dolenti sono colorate di nero, ulteriori disturbi.

Sulla base di un'anamnesi e di disturbi che si riferivano spiccatamente al lato destro, il 15 settembre 2001 fu effettuato l'intervento chirurgico al quadrante superiore destro. Quattro mesi più tardi, il 15 gennaio 2002, Birgit mi spedì un altro disegno che mostrava la parte superiore del corpo priva di dolori. Tuttavia, erano ancora presenti dolore cronico sulla destra della regione nuca-spalla, mal di schiena in sede profonda, dolori diffusi nella parte destra come pure dolori – maggiori sul lato destro – in entrambe le gambe.

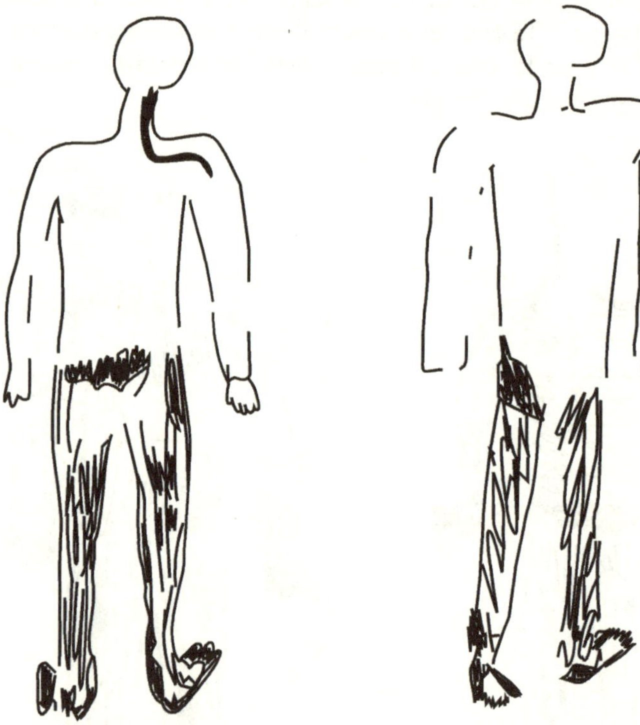

Disegno di Birgit datato 15 gennaio 2002: ad eccezione che nell'area spalla-nuca non ci sono più dolori nella parte superiore del corpo, mentre persistono quelli nella parte inferiore ed alle gambe.

Quindi Birgit mi chiese: «Allora cosa dev'essere operato adesso? Braccio o gamba?» Lo stesso giorno le risposi: «Intervento alla gamba destra». Il 2 febbraio 2002 fu effettuato il secondo intervento di dolore al quadrante sul malleolo interno destro e dopo quasi due mesi, il 29 aprile 2002, Birgit mi inviò il terzo disegno raffigurante l'«omino dei dolori».

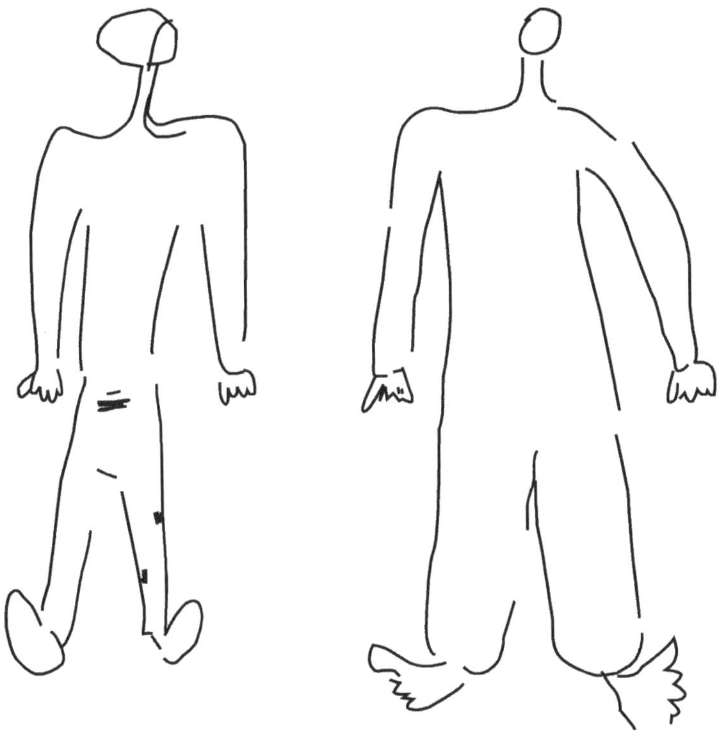

Disegno datato 29.04.2002, dopo la seconda operazione al dolore del quadrante: l'intero corpo è libero dal dolore, ad eccezione della regione cervicale.

Birgit mi scriveva: «A parte un paio di fitte di tanto in tanto alla nuca ed alle gambe, sto bene. Tanti saluti. Birgit Franke.» Dopo sette mesi e con l'aiuto di due interventi riusciti, la paziente non aveva più disturbi e continuò a non averne. Addio dolori: Birgit è guarita!

Intervento alla centralina di comando dei quadranti superiori

Il paziente è in posizione supina, con il braccio disteso e mobile. La cute viene lavata con sterilizzante, partendo da metà avambraccio fino al polso. Quindi, con il braccio flesso viene palpato l'epicondilo laterale.

Per visualizzare i punti importanti per il dolore al quadrante superiore, partendo dall'epicondilo laterale si procede distalmente per circa 8 centimetri con un'incisione cutanea ad «s», in modo tale poter mettere a nudo/esporre le fasce o meglio i fori delle aponeurosi dei punti d'agopuntura Di 10 e Di 11 nonché Lu5 e Lu6. Si segue il fascio neuro-vascolare in profondità per sollevare leggermente ed incidere un'arcata di Frohse o un'ansa di Henry limitanti. Infine si preparano le ramificazioni muscolari del nervo radiale, che, a ritroso, perforano le fasce muscolari ovvero sia le aponeurosi nei punti d'agopuntura (Di 7). I fasci neuro-vascolari vengono preparati con cura ed i relativi fori vengono allargati o incisi.

Le rime d'incisione delle fasce muscolari, o meglio delle aponeurosi, vengono adattate con materiale di sutura assorbibile.

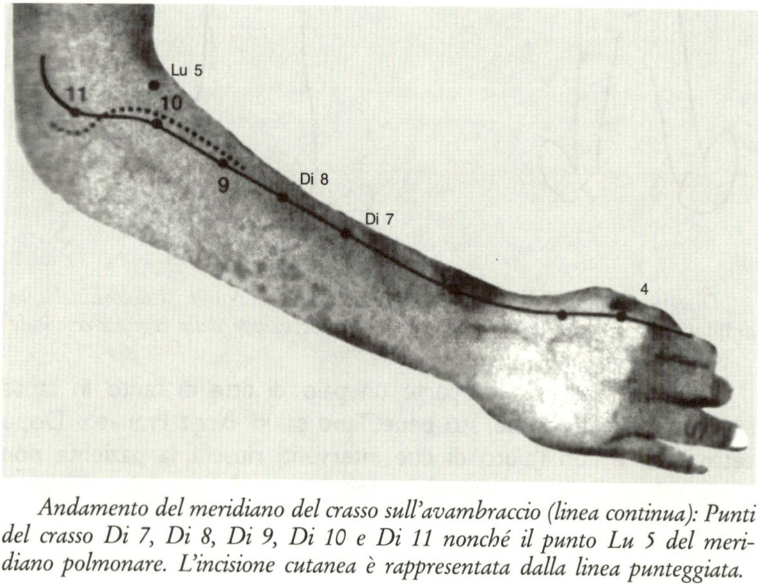

Andamento del meridiano del crasso sull'avambraccio (linea continua): Punti del crasso Di 7, Di 8, Di 9, Di 10 e Di 11 nonché il punto Lu 5 del meridiano polmonare. L'incisione cutanea è rappresentata dalla linea punteggiata.

Derma ed ipoderma vengono richiusi con sutura intracutanea continua.

Le estremità vengono quindi poste a riposo per 24 ore in una fasciatura di cotone idrofili. Già il giorno successivo all'operazione si possono eseguire esercizi motori attivi. Dopo circa 24 ore, i punti di sutura in materiale riassorbibile si disfano e cadono i nodi. I punti di sutura in materiale non riassorbibile sono asportati manualmente.

Intervento alla centralina di comando dei quadranti inferiori

Il paziente è in posizione supina, la parte superiore del corpo leggermente ad angolo. Al paziente viene somministrata una fleboclisi contenente un blando sedativo, ma il paziente è del tutto in grado di interloquire. L'estremità inferiore da operare è disposta in modo da risultare leggermente ruotata verso l'esterno. Il poplite è poggiato su un cuscino ortopedico di supporto in modo tale che la porzione inferiore della gamba possa muoversi liberamente e giaccia sul tavolo operatorio leggermente ruotata verso l'esterno. Dopo aver disinfettato la cute, si esegue una cosiddetta anestesia dell'intumescenza, che si trova in posizione antero-mediale del terzo segmento in basso della coscia inferiore. Per l'anestesia si utilizza una soluzione di 20 ml di un anestetico locale/topico. Infine si disinfetta chirurgicamente l'estremità inferiore da metà polpaccio in giù; il calcagno e gli alluci vengono lavati con cura particolare. L'estremità inferiore è poi coperta in modo da restare libera nei movimenti.

Dopo aver marcato in fase pre-operatoria i punti di pressione particolarmente dolenti (punti d'agopuntura del meridiano dei reni e punto MP6 del meridiano milza-pancreas), si esegue un'incisione a «L». Si sceglie questo taglio perché così s'intersecano i meridiani e non si procede nella loro direzione o parallelamente ad essi. La ferita viene allargata con un divaricatore. Di norma, se la manovra di dilatazione/allargamento è eseguita con cautela, non si ha fuoriuscita di sangue (contrariamente a quanto accade per l'estremità superiori, quelle inferiori non vengono operate né in ischemia né con esclusione locale del flusso sanguigno, per motivi di profilassi anti-trombi). Infine, si prepara con estrema cura con pinzetta e pinza emostatica (Pean). Le vene superficiali, dilatate per varici, sono afferrate con cautela, separate e quindi legate.

In questo modo si riesce a penetrare in profondità nelle parti molli, fino alla fascia muscolare del tratto inferiore della gamba. Di solito, si trovano uno o due fasci neuro-vascolari corrispondenti al punto d'agopuntura Ni 4. Con la pinzetta di preparazione si percuote il rivestimento muscolare che, di norma, non è elastico solo nei soggetti sani, ma rigido come pergamena. La fascia viene incisa e le superfici di taglio vengono allargate con cautela (prossimalmente per raggiungere il punto MP6 e distalmente in direzione dell'angolo superiore del calcagno).

Nel corso di un'accurata preparazione del campo operatorio si deve fare attenzione in modo particolare che resti illeso il fascio neuro-vascolare visibilmente dominante (nervo tibiale, arteria tibiale posteriore, vene correlate).

Si cercano, quindi, lungo il fascio neuro-vascolare, le emanazioni delle ramificazioni nervose, che di solito si presentano accompagnate da vasi sottili (arterie e vene). Si vede che un'emanazione del genere si trova all'altezza del punto MP6. Bisogna visualizzarla con cura e in nessun punto devono restare bordi di fasce che si restringono o vuoti. Lo stesso procedimento va eseguito sulla faccia ventrale del fascio neuro-vascolare maggiore.

Sulla faccia dorsale bisogna fare particolare attenzione ad un'emanazione precoce della ramificazione nervosa (ramo medio calcaneare – R. calcanei medialis), poiché quest'ultima, nel punto in cui raggiunge il bordo superiore del calcagno, è identica al punto d'agopuntura Ni 5. Nel medesimo tempo, si deve procedere verso il tendine achilleo. Di solito, a metà strada tra il punto MP6 e la protuberanza del malleolo interno si trova un sottile fascio neuro-vascolare, che non è definito da un punto di vista anatomico. Esso corrisponde al punto d'agopuntura Ni4 e, come fascio neuro-vegetativo, si estende tra tendine d'Achille e flessori del tratto inferiore della gamba, fino sulla faccia esterna di quest'ultimo – un collegamento conosciuto in agopuntura come collegamento trasversale tra il meridiano dei reni e quello della vescica, ed il cui studio in anatomia deve ancora essere approfondito.

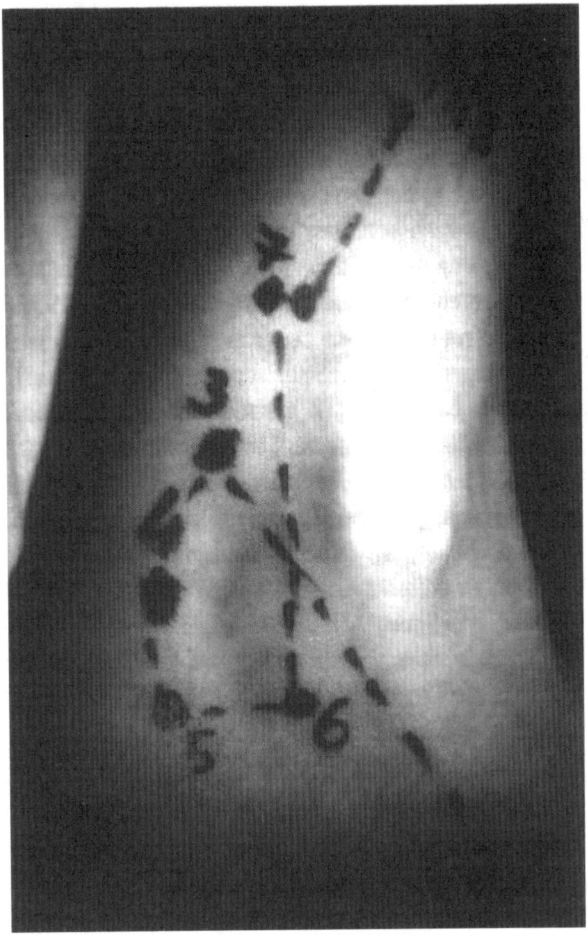

Malleolo interno sinistro con marcati i punti d'agopuntura del meridiano renale.

Una volta che tutte le emanazioni (neuriti) sono state visualizzate ed i loro punti di passaggio sono stati allargati, o meglio sono stati liberati con l'incisione delle fasce muscolari, allora si potrà dire che sono stati corretti tutti i punti d'agopuntura importanti, che hanno causato il quadro patologico fibromialgico alle estremità inferiori, e che è stata eliminata la loro funzione di disturbo. Le eventuali emorragie puntiformi (petecchie) vanno trattate accuratamente con pinzette bipolari emostatiche.

Dal punto di vista anatomico, in questo modo sono stati liberati i punti d'agopuntura MP6, Ni9, Ni8, Nil, Ni3, Ni4, Ni5 e Ni6, procedendo da prossimalmente a distalmente. Proprio questo fatto indica la correttezza e la concordanza della dottrina medica tradizionale cinese puramente descrittiva con i metodi scientifici dell'anatomia macroscopica – un buon esempio di come entrambe le visioni siano ugualmente valide: l'anatomia che poggia su basi scientifiche e le millenarie conoscenze terapeutiche cinesi.

Al termine dell'operazione, si coagula ancora una volta con cura ogni punto d'emorragia e la ferita viene lavata. Per chiudere, si esegue una sutura della cute a punti singoli ed infine si applica cotone idrofilo sterile e un bendaggio semi-elastico senza compressione. Il bendaggio con gesso non viene utilizzato di proposito. Il carico parziale dell'estremità è consentito fin dal giorno dell'intervento. Durante questa fase è opportuna la profilassi antitrombotica, anche in pazienti molto attivi e sportivi. La fasciatura viene rinnovata il giorno seguente all'operazione e poi ogni due-tre giorni. I punti vengono asportati solo dopo due settimane.

Durante il primo giorno post-operatorio, è normale che si manifesti una leggera emorragia della ferita. Fino ad ora non sono state osservate emorragie consistenti. L'arrossamento cutaneo dei singoli punti, che potrebbe essere notato durante il processo di guarigione, è il segno di un principio d'infiammazione da combattere con compresse d'alcool e la contemporanea somministrazione per 5 giorni di un antibiotico ad ampio spettro. Solo dopo l'asportazione dei punti, il paziente potrà lavare il piede ed aumentare il carico esercitato su di esso. Al termine della terza settimana, il piede operato deve essere in grado di essere caricato e articolato. Entro la quarta settimana, il paziente impara nuovamente a camminare con andatura simmetrica.

Marianne: un'operazione riuscita

Mi chiamo Marianne Schmidt-Engel. Oggi, finalmente, è arrivato il giorno dell'intervento. Non avrei mai pensato di poter gioire così tanto per un'operazione, di poterla addirittura desiderare ardentemente. Alle quattro del mattino esco di casa. Poco prima delle nove sono a Monaco e proseguo in tram per un paio di stazioni. Grazie alla piantina della città, trovo facilmente la strada per lo studio medico, dove avrà luogo l'intervento. Quindi raggiungo a piedi la pensione, dove trascorrerò la notte. Lì incontro delle compagne di dolore. Gli argomenti di conversazione non ci mancano e viene fuori che tutte quante aspettiamo l'operazione con desiderio, speranza ed enorme curiosità. Sono la prima a dover essere operata e verso le due del pomeriggio arrivo allo studio.

Alle 14.30 ci siamo: dopo essermi tolta maglione e scarpe, mi stendo sul tavolo operatorio. Un cuscino a rullo posizionato sotto il ginocchio mi permette una posizione rilassata. Al braccio destro viene applicato un ago intravenoso per l'eventuale somministrazione di un leggero sonnifero in soluzione salina. Io, però, non desidero alcun sedativo, perché non mi sento né agitata, né tesa. Ora, il braccio sinistro, che è quello da operare, viene anestetizzato con un'iniezione. Dopo aver leggermente sedato con una piccola iniezione il punto d'incisione sulla faccia interna dell'avambraccio, mi viene somministrato l'anestetico attraverso un catetetre. Grazie a un elettrodo applicato sulla spalla si può controllare con precisione l'iniezione nelle diverse ramificazioni nervose.

È affascinante osservare le diverse reazioni della mano e delle dita, che non sono più controllabili. L'anestesia del plesso nervoso era la cosa che temevo di più e sono piacevolmente sorpresa. Grazie all'anestesia del punto d'incisione, l'intera operazione mi sembra molto sopportabile.

A questo punto, con un laccio di gomma avvolto con forza dalla punta delle dita in direzione avambraccio, si fa defluire il sangue dalla mano, prima di raggiungere la massima ischemia possibile con il bracciale di ristagno sull'avambraccio. Osservo il mio braccio ed ho la sensazione che non mi appartenga più – è bianco come la neve, candido quasi come la pelle di Biancaneve. Dopo essere stato spruzzato con un disinfettante, il braccio sparisce dal mio campo visivo, perché ora dei teli sterili me ne impediscono la vista. Intanto il chirurgo, Professor Bauer, e le infermiere della sala operatoria hanno indossato la tenuta sterile: lo spettacolo vero e proprio ha inizio.

Nella sala aleggia un'atmosfera distesa, piacevole, quasi familiare.

Dato che non sono addormentata, posso chiacchierare normalmente durante l'operazione. In precedenza m'ero ampiamente informata sull'intervento e quindi posso seguirne lo svolgimento. Sono perfettamente in grado d'avvertire quando mi toccano, eseguono una trazione o comprimono, sebbene il dolore sia escluso. Quando l'intervento va in profondità e la situazione diventa un po' sgradevole, accetto l'offerta di farmi iniettare altro anestetico. Ma rifiuto lo stato di dormiveglia che mi viene proposto.

Una volta sento il Professor Bauer dire: «È una vera follia!». Questo mi conferma che tale operazione è giustificata e che non sono venuta a Monaco per nulla. Gli operatori lavorano a pieno ritmo, perché l'ischemia indotta nel braccio non deve durare più del necessario.

Adesso sento come saldano i piccoli vasi, cuciono la sutura intracutanea ed all'improvviso avverto un formicolio in tutta la mano: la vita sta ritornando. Il manicotto emostatico viene aperto ed il sangue scorre attraverso il braccio e la mano. Addio Biancaneve! Infine, mi viene fasciato il braccio. Visto che la circolazione non m'ha mai fatto scherzetti, dopo l'operazione posso alzarmi senza problemi. Tuttavia mi concedo una pausa per riprendere fiato, bevo un bicchiere d'acqua e mangio una cosina. Quando il Professor Bauer mi si siede accanto per parlare dell'intervento, sono sorpresa e felice. Nel frattempo, l'anestesia è finita e inizio ad avvertire il dolore alla ferita.

Prendo una compressa analgesica e provo a sbrigarmela utilizzando la mano che non è stata operata. Il giorno dopo, alle 9 mi ripresento dal mio chirurgo, in studio. Segue, quindi, la prima medicazione: la ferita si presenta bene e viene coperta soltanto con un cerotto. Mi danno una fasciatura protettiva imbottita per il viaggio di ritorno, che posso togliere una volta a casa. Ricevo, quindi, alcune indicazioni per la mobilizzazione del braccio operato, il referto operatorio e vengo dimessa. Dopo anni di dolori atroci e mancanza continua di sonno si è pronti a grossi sforzi, sia in relazione a dolori aggiuntivi di breve durata e a rischi che all'impegno finanziario. Oggi posso capire come sia possibile che persone così torturate ricorrano a mezzi dubbi o cadano nelle grinfie di ciarlatani, nella speranza di trovare aiuto, cura e la fine del logorante circolo vizioso dei dolori cronici. Perciò sono lieta che qui venga offerta una possibilità d'aiuto e sono molto fiduciosa che l'intervento avrà il successo sperato.

Risultati dell'intervento chirurgico sul dolore ai quadranti

Fino alla fine del 2000, oltre 1100 pazienti s'erano sottoposti alla diagnostica per digitopressione. Fino ad oggi, sono stati operati 627 pazienti e 401 di essi sono stati seguiti nel loro decorso post-operatorio. Qui di seguito sono rappresentati i risultati relativi ai pazienti sottoposti ad intervento chirurgico sul dolore ai quadranti nel decennio 1990-2000.

Caratteristiche dei pazienti trattati

Per la maggior parte sono stati trattati pazienti di sesso femminile, infatti 132 pazienti erano maschi e 268 femmine. L'età media dei pazienti era di 45 anni. Il paziente più giovane aveva 21 anni, mentre il più anziano 84. Per le donne, la paziente più giovane aveva 18 anni e quella più anziana 91.

Un terzo (34,4%) di tutti i pazienti presentava un interessamento del quadrante superiore destro e circa un quarto (26,9%) quello del quadrante superore sinistro. Il 18,5% soffriva di dolori che si diramavano dal quadrante inferiore destro, mentre il 19,2% dei pazienti lamentava dolori provenienti dal quadrante inferiore sinistro. Nel 20% dei pazienti risultavano interessati due quadranti, con una preponderanza di quello superiore destro.

I pazienti fibromialgici avevano sofferto di disturbi per periodi fino a 25 anni, con una media di 7 anni e mezzo per soggetto. Oltre la metà dei pazienti era *destrimano.*

- I disturbi, diramantisi dal quadrante superiore destro, riferiti più frequentemente dai pazienti sottoposti ad intervento, sono: dolori alla spalla e/o al braccio, mancanza di forza nelle mani e nei muscoli, *dolori cervico-toracici / toraco-cervicali*, irradiamento del dolore nelle dita, emicrania.
- I disturbi, diramantisi dal quadrante inferiore destro, riferiti con maggior frequenza dai pazienti sottoposti ad intervento sono:

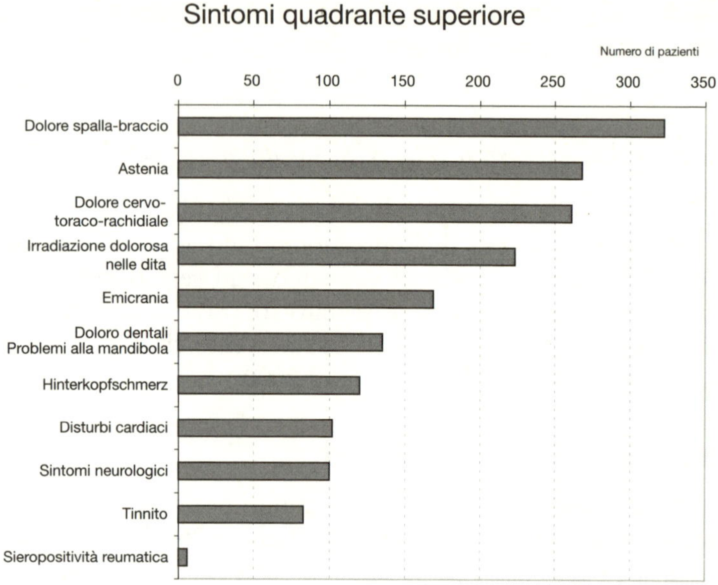

I sintomi più frequenti con origine nel quadrante superiore in pazienti sottopostisi all'intervento chirurgico sul dolore al quadrante.

mal di schiena, difficoltà a salire le scale, disturbi al ginocchio, dolori all'anca ed ipercinesi delle gambe (Restless-Legs-Syndrom).

Nei pazienti operati per fibromialgia, si vide continuamente che all'epoca della visita già all'inizio della malattia, avevano presentato un dolore al quadrante. Ai due terzi dei pazienti (64,3%) la fibromialgia non era stata diagnosticata dai medici curanti precedenti. Solo in un caso si poterono prendere in considerazione altre possibilità terapeutiche. Infatti, in 395 pazienti, tutte le opzioni terapeutiche convenzionali non avevano sortito alcun effetto, o meglio i pazienti erano sovraffaticati terapeuticamente, mentre 5 pazienti non avevano fornito dati.

Decorso post-operatorio e risultati dell'operazione

Nei pazienti sofferenti di disturbi fibromialgici all'estremità

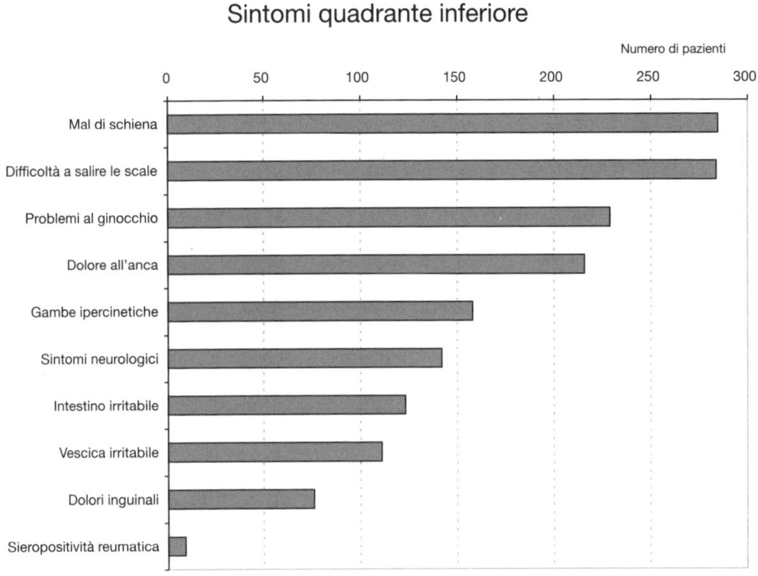

I sintomi più frequenti con origine nel quadrante inferiore in pazienti sottopostisi all'intervento chirurgico sul dolore al quadrante.

superiori e/o inferiori, nonché di mal di schiena in sede profonda, gli interventi chirurgici descritti hanno condotto all'eliminazione permanente della sindrome dolorosa con una probabilità superiore al 90%. I referti presentati ed i risultati operatori chiariscono per la prima volta una forma ampiamente diffusa di dolori cronici (dolori a braccia, spalle, testa, petto, lombalgia in sede profonda, disturbi ad anche e ginocchia), che, grazie all'esatta localizzazione anatomica dei punti d'agopuntura corrispondenti, sono accessibili chirurgicamente.

- Decorso post-operatorio dell'intervento sul dolore ai quadranti. In 281 soggetti operati (70,1%), il primo miglioramento dei disturbi è subentrato già dopo 2 settimane dall'intervento. In 109 pazienti (27,2%) il miglioramento è stato rilevato dopo 4 settimane, mentre in 9 pazienti (2,2%) sono occorse 6 settimane.

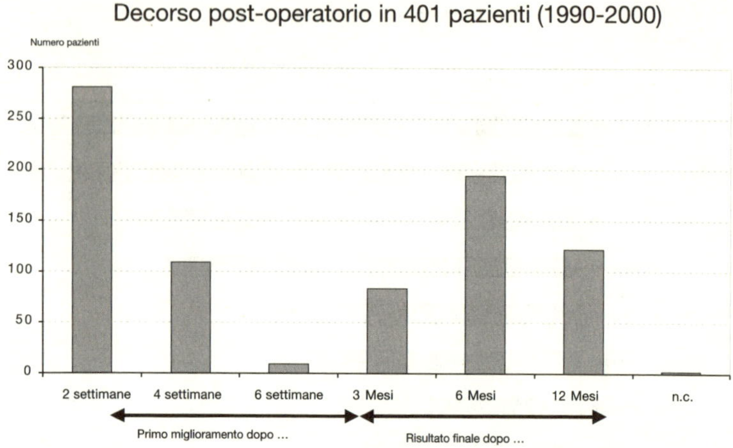

A due settimane dall'intervento, tre quarti dei pazienti già evidenziavano un primo miglioramento dei dolori. L'assenza di disturbi (risultato finale) è stata raggiunta dalla maggioranza dei pazienti dopo circa 6 mesi.

- Risultati dell'operazione. 83 pazienti (20,7%) raggiunsero il risultato finale dell'intervento sul dolore al quadrante dopo 3 mesi, 194 pazienti (48,4%) dopo 6 mesi e 122 pazienti (30,4%) dopo un anno. Due terzi dei pazienti fibromialgici sottoposti ad intervento (66,1%) riferirono una totale assenza dei disturbi e 89 pazienti (22,2%) dichiararono un chiaro miglioramento dei disturbi. Il trattamento non fu coronato da successo in 43 pazienti (10,7%). Pertanto, circa il 90% dei pazienti fibromialgici hanno tratto vantaggio dalla terapia chirurgica. In nessun caso è stato registrato un peggioramento dei disturbi.

Risultati positivi con l'intervento sul dolore del quadrante

Circa il 90% dei pazienti fibromialgici, sottoposti ad intervento nella decade 1990-2000, hanno tratto beneficio dall'operazione.

- I pazienti fibromialgici operati con successo hanno registrato una remissione completa dei disturbi oppure un chiaro miglioramento degli stessi
- Non è stato registrato alcun peggioramento dei disturbi.

Risultati dell'intervento effettuato su 401 pazienti (1990-2000)

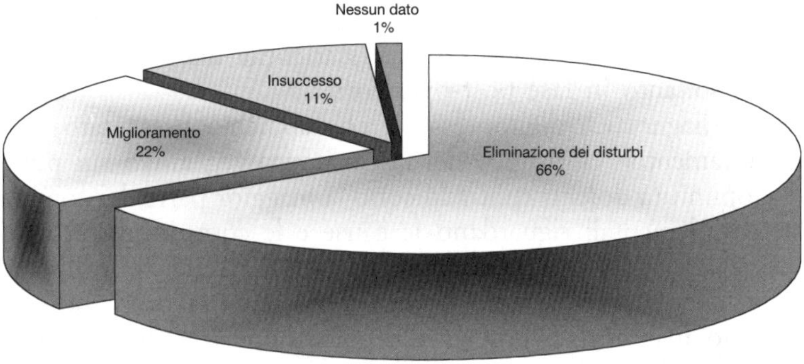

Dopo l'intervento, oltre i quattro quinti dei pazienti fibromialgici guarirono completamente o accusarono un notevole miglioramento del loro stato, globalmente circa il 90% dei pazienti ha tratto giovamento dall'intervento.

I successi terapeutici ottenuti con l'intervento chirurgico sul dolore ai quadranti dimostrano l'importanza di questo metodo, sia per quanto riguarda l'aiuto efficace ai pazienti fibromialgici, sia per l'elevata probabilità di remissione permanente del dolore. Il successo di tale intervento chiarisce anche il principio della trasmissione deviata del dolore – dolori la cui percezione mediata a livello del SNC viene proiettata in una parte del corpo, nonostante lì non si possa trovare alcuna causa scatenante il dolore. E questo spiega anche l'alto tasso d'insuccessi registrato nei pazienti fibromialgici da operazioni ai dischi intervertebrali e dall'impianto di protesi all'anca ed al ginocchio. L'operazione d'impianto di protesi va eseguita solo dopo che è stato provato e confermato, in maniera univoca e senza ombra di dubbio tramite diagnostica per immagini, che esiste un'usura dell'arto (artrosi). Non vanno operati i dischi intervertebrali, nei quali non sia possibile riconoscere chiaramente un prolasso, ma soltanto una protrusione.

A fronte di questo quadro, vanno esaminati in modo critico anche i lunghi e costosissimi trattamenti fisioterapici, quelli conservativi fino ai ricoveri in casa di cura. Prima di qualsiasi ricovero per sintomi fibromialgici, si dovrebbe effettuare una diagnosi tramite digitopressione, e consigliare, in presenza d'irritazione dei punti d'agopuntura, la rimozione e l'intervento sul dolore del quadrante. Le terapie riabilitative o i ricoveri hanno un senso – pur non essendo più necessari nella maggior parte dei casi – soltanto in fase post-operatoria.

La diagnostica digitopressoria che abbiamo presentato e lo «svuotamento» chirurgico del fascio neuro-vegetativo sui punti d'agopuntura dolenti contraddicono la maggior parte dei comuni stereotipi mentali riguardanti le cause e le cure dei disturbi fibromialgici: molti pazienti affetti da dolori cronici sono liberati permanentemente dai dolori, ritornano a poter lavorare, non diventano inabili al lavoro ed alla professione e godono di uno straordinario miglioramento della loro qualità di vita.

Tenendo conto di quanto qui esposto, con un intervento chirurgico scrupoloso sul dolore del quadrante, è probabile ottenere la completa remissione dei dolori nel 90% dei casi. La spiegazione dei concetti base d'anatomia dell'agopuntura rappresenta un presupposto per il procedimento chirurgico descritto in questo libro ed i referti esposti aprono all'agopuntura, o meglio alla digitopressione, insieme alla chirurgia, nuove possibilità di lotta ai dolori cronici.

Helga: una nuova vita

Mi chiamo Helga Häusler. Vorrei raccontare la mia lunga via crucis di paziente fibromialgica e riferire, l'esperienza fatta con una nuova metodica: l'intervento sul dolore al quadrante. Con questo mio contributo vorrei offrire una speranza d'aiuto effettivo anche ad altre persone costrette a vivere con dolori cronici.

Nel 1958 mi ammalai di tenosinovite ad entrambe le braccia. Dopo una lunga pausa di riposo, potei ritornare alla mia attività professionale alla macchina da scrivere, nel frattempo potevo svolgere altri lavori. Contro il dolore dei disturbi mi aiutò più di tutto una cura d'impacchi di fango, che fu efficace, ma il cui effetto durò solo per un certo periodo. Circa sette anni fa, comparvero dolori molto forti nella zona del braccio e non ero quasi più in grado di muovere la spalla o meglio, il braccio sinistro. I dolori migliorarono grazie ad impacchi di ghiaccio ed ultrasuoni, ma le limitazioni motorie rimasero o ritornarono. Poiché, contemporaneamente, erano insorti dolori alla schiena ed all'anca, l'ortopedico propose l'agopuntura, visto che iniezioni e massaggi non bastavano più. L'agopuntura si rivelò molto dolorosa – cosa che però il medico non credette! – e non portò alcun beneficio, ma, al contrario, scatenò anche un herpes zoster, che, sul lato sinistro, s'irradiava dalla zona lombare fin nella coscia. È noto che l'herpes zoster può causare dolori insopportabili. Poiché i dolori nella regione omero-sacrale non diminuivano, all'inizio del 2001 mi recai dall'ortopedico per chiarirne le cause con un esame radiologico. Questo, però, non evidenziò nulla ed il dottore osservò che, di conseguenza, non potevo avere alcun dolore! Nel marzo del 2001, per un caso fortuito, conobbi l'infermiera che assiste il Professor Bauer in sala operatoria. Dopo molti colloqui, ella mi consigliò di farmi visitare dal professore, che s'occupa di stati dolorosi cronici. Inoltre, l'infermiera mi procurò materiale informativo sulla fibromialgia. Fino ad allora, non avevo avuto idea che esistesse questa malattia, eppure tutti i sintomi descritti concordavano con i miei!

Nel 2001, agli inizi di maggio, mi decisi a farmi visitare dal Professore Bauer. Questi accertò che soffrivo di fibromialgia e mi propose una terapia chirurgica. Decidemmo una data e a fine luglio 2001 giunse il momento.

Già immediatamente dopo l'intervento sul dolore al quadrante, mi accorsi che la tensione anomala dolorosa era sparita dalla regione della spalla – e a tutt'oggi non è più ricomparsa. Posso sollevare le braccia senza avvertire dolore, e sono spariti anche i dolori lancinanti nella regione dell'anca. Sono molto grata di poter vivere oggi una nuova vita, quasi priva di dolore, dopo decenni di dolori cronici.

Combattere la fibromialgia

Dover convivere con la fibromialgia vuol dire che i pazienti colpiti sono costretti a riorganizzare la propria vita, oppure che i sintomi della malattia influenzano il loro stile e qualità di vita, sotto molti aspetti. In primo luogo troviamo i problemi quotidiani che il malato fibromialgico deve affrontare:

- Dolori o astenia di spalle, nuca, schiena nonché braccia e mani, durante il giorno.
- Iperestesia dolorosa (ipersensibilità al dolore) a spalle e schiena.
- Difficoltà o impossibilità a trascorrere lunghi periodi seduti tranquillamente.
- Difficoltà o impossibilità a guidare per lunghi periodi.
- Difficoltà o impossibilità ad utilizzare una tastiera.
- Difficoltà o impossibilità a concentrarsi per svolgere compiti di natura professionale o privata.
- Difficoltà nello scrivere a mano.
- Difficoltà o impossibilità ad eseguire normali movimenti, come chinarsi, o esercizi fisici.
- Difficoltà o impossibilità a svolgere normali attività quotidiane come cucinare, riassettare la casa e simili.
- Difficoltà o impossibilità ad intraprendere attività nel tempo libero.
- Assenza di rilassamento e riposo.
- Nei casi più gravi, il paziente non è più in grado di vestirsi, mangiare e provvedere alle proprie necessità fisiche autonomamente.
- Mancanza di moto, sovrappeso e necessità d'essere assistito possono bloccare tutte le attività vitali.

Posto di lavoro e governo della casa

Per i pazienti fibromialgici, anche le attività quotidiane più banali possono rappresentare un impegno enorme. Partendo da quest'esperienza, acquista particolare importanza l'analisi delle condizioni di lavoro a casa e sul posto di lavoro:

- si dovrebbero evitare i lavori superflui
- si dovrebbero semplificare i lavori ripetitivi
- l'ergonomia dovrebbe entrare a far parte dell'impostazione di vita quotidiana. Anche sul posto di lavoro si dovrebbe tenere conto dei principi ergonomici per non affaticare inutilmente muscoli, articolazioni e la capacità di concentrazione.

Ovviamente, la fibromialgia può causare problemi sul posto di lavoro, dato che i soggetti colpiti non mostrano segni evidenti di malattia. La loro è una malattia che non si vede! Non di rado colleghi e superiori reagiscono immediatamente con il pregiudizio che la persona colpita sia soltanto uno scansafatiche svogliato. Questo porta spesso ad azioni di mobbing con il risultato che il paziente fibromialgico perde il posto di lavoro – non dimenticate che in Germania, ogni giorno, anche migliaia di persone sane sono oggetto di mobbing. Per il mobbing esistono molti pretesti, che non hanno a che fare solo con una malattia – questa pratica è estremamente controproducente e provoca costi sussidiari per centinaia di milioni di euro, che indeboliscono l'economia del paese.

Mobbing

- Difendetevi!
- Cercate alleati
- Consigliatevi con parenti ed amici fidati
- Fatevi rilasciare un certificato medico di malattia
- Procuratevi un avvocato
- Nel caso il datore di lavoro non voglia capire, arrivate pure ad un chiarimento in tribunale
- Se non avete nulla da rimproverarvi, non permettete agli altri di mettervi in imbarazzo
- Non accettate paragoni a vostro discapito

- Il vostro datore di lavoro deve essere in grado di motivare il licenziamento. Se non può farlo in maniera convincente, sarete voi a vincere.

Inabilità lavorativa e pensionamento

Per l'ammalato cronico affetto da fibromialgia è anche difficile produrre la documentazione comprovante l'inabilità al lavoro. Infatti, da una parte l'inabilità allo svolgimento di un lavoro o di un'attività professionale è definita giuridicamente, e dall'altra, di solito, non si è in grado di documentare uno stato patologico «misurabile», ovverosia comprovabile con referti di laboratorio e procedimenti diagnostici per immagine. I periti medici reagiranno come i colleghi profani del paziente fibromialgico: molto probabilmente, ritengono che la persona interessata non abbia voglia di lavorare e, nel peggiore dei casi, che soffra di una «nevrosi da pensionamento» o che, addirittura, sia una persona che vuole imbrogliare il sistema pensionistico.

A volte si perviene a grottesche contraddizioni da parte dello stesso perito: mentre, da un lato, si pronuncia contro l'inabilità lavorativa e professionale, perché mancano i presupposti per la sua esistenza, dall'altro, approva l'indicazione di misure chirurgiche come interventi ai dischi intervertebrali, all'anca o al ginocchio! È davvero incomprensibile ed inconcepibile come si possa contemporaneamente negare il diritto alla pensione e suggerire un intervento chirurgico costosissimo. Spesso, il perito non si rende minimamente conto di questa contraddizione, al contrario del paziente interessato.

Sarebbe meglio se in Germania si seguisse l'esempio dei paesi scandinavi dove la fibromialgia è una malattia che dà diritto al pensionamento. In Norvegia, per esempio, il 17% dei pensionamenti precoci sono causati dalla fibromialgia.

Waltraud: un'etichetta al posto di un aiuto

A 25 anni Waltraud fu colpita, per la prima volta, da forti dolori in tutto il corpo, in particolare mal di schiena in sede profonda, cervicale, cefalea, dolori alle spalle, al braccio sinistro ed alla gamba destra. Il medico di famiglia fece ricoverare Waltraud in ospedale per effettuare tutti gli esami diagnostici, di laboratorio e radiologici del caso.

Il medico ascoltò la descrizione dei disturbi e decise che Waltraud era piuttosto un caso per il reparto di neurologia.

I neurologi eseguirono numerosi esami, che, tuttavia, non diedero alcun riscontro patologico. Un «disturbo somatoforme» sembrò quindi la diagnosi più probabile. Poiché non c'era disponibilità immediata per un consulto psicosomatico, Waltraud dovette aspettare 5 giorni, durante i quali perse peso. I dolori erano così forti da non poter camminare e da dover usare una sedia a rotelle, che riusciva a muovere a malapena a causa dell'enorme debolezza delle braccia. «Mi affibbiarono l'etichetta di depressa!, racconta Waltraud, ed un giovane medico mi spiegò che, in realtà, ero io ad immaginarmi i dolori, ovverosia tutta la malattia viene dalla testa!». Waltraud doveva prendere molte pillole e, rispondendo alle sue domande in proposito, le fu detto che si trattava di analgesici, ma più tardi ella scoprì che erano antidepressivi. Una mattina, un infermiere le portò i farmaci, li appoggiò sul tavolo al centro della stanza ed ordinò a Waltraud d'alzarsi e di prendere le medicine in sua presenza. La donna spiegò che i dolori erano così forti da non farcela, ma l'infermiere insistette. Waltraud s'alzo a fatica, fece alcuni passi verso il tavolo e poi s'accasciò al suolo. Chiese aiuto all'infermiere, che guardandola ghignando, le disse di non fare tante scene, tanto nessuno in ospedale credeva che lei avesse quei dolori. Dolorante, riuscì ad abbarbicarsi su una sedia, con cui si spinse fino al tavolo per prendere le pastiglie – una situazione umiliante. Quando – furente e disperata nell'animo – si lamentò con il medico del reparto, questi le comunicò che si sapeva solo cosa avesse: uno stato d'esaurimento psicovegetativo accompagnato da lombagine. Apparentemente, questo era il risultato degli esami effettuati. A questo punto. Waltraud voltò le spalle e lasciò l'ospedale sotto la propria responsabilità.

Quando Waltraud si presentò da me per la prima volta, erano comparsi ulteriori disturbi: la scrittura era cambiata. A causa dei dolori non le era più possibile sbrigare faccende con le braccia alzate, come stendere la biancheria ad asciugare o pulire le finestre.

Inoltre soffriva di flatulenza. Guardandomi con occhi umidi di pianto, Waltraud mi disse: «La cosa che più m'esaurisce è che non posso più sollevare o prendere in braccio i miei bambini e che le persone che mi stanno intorno cominciano a non credermi più!».

La mia visita portò alla diagnosi di fibromialgia. Ponendo domande mirate, scoprii che i primi dolori, erroneamente interpretati, avevano fatto la loro comparsa nel quadrante superiore sinistro, quando Waltraud aveva 13 anni.

La operai al braccio sinistro. Già a quattro settimane dall'operazione, Waltraud notò un miglioramento nella spalla e nel braccio a sinistra ed era scomparsa anche la flatulenza – quasi un piccolo miracolo.

Il mondo ed il suo marchio

Allo stato attuale, non è disponibile una terapia causale della fibromialgia e per molte persone interessate essa resta una malattia incurabile. Di norma, i soggetti affetti da fibromialgia hanno soltanto la possibilità di orientarsi sui suggerimenti per combattere la loro malattia. Suggerimenti che mirano al controllo dei sintomi primari quali dolori, problemi di memoria e di concentrazione, spossatezza e stanchezza e che, inoltre, dovrebbero aiutare ad evitare fattori di stress e attacchi acuti di fibromialgia.

In una società fondata su gioventù, bellezza, salute e prestanza fisica, non c'è spazio per malattia, vecchiaia e morte, che vengono rimosse dalla coscienza e dalla percezione, come se non esistessero. Questo, però, non solo è un auto-inganno, ma anche la causa della stigmatizzazione di persone malate, vecchie e prossime alla morte, che risultano scomode ed indesiderate. Tre semplici dati di fatto dimostrano quanto sia stupido e folle questo atteggiamento:

- tutti possono ammalarsi
- tutti invecchiano
- tutti devono morire

Molti ammalati, in particolare i pazienti fibromialgici con la loro malattia invisibile, devono fare i conti con questa limitazione assai diffusa e con pregiudizi comuni. Anche gli infartuati, gli ammalati di cancro o d'ipertensione, coloro che hanno avuto un colpo apoplettico e altri ancora, primi fra tutti le persone affette da patologie psichiche, sono stigmatizzati e colpevolizzati.

Malattia e mortalità non hanno nulla a che fare con la colpa – sono semplici, incontrovertibili verità biologiche, che nessuna assicurazione esistenziale, per quanto perfetta, potrà mutare o evitare.

In passato, malattia e morte erano considerate una punizione divina. La malattia rappresentava la punizione per una colpa di cui s'era macchiato l'ammalato. La stigmatizzazione attuale degli ammalati psichiatrici o dei pazienti fibromialgici dimostra che la moderna società industrializzata non ha assolutamente abbandonato le antiche superstizioni. Esse, infatti, perdurano, pur se celate dietro la sottile facciata, tutta tirata a lucido, del mito dell'apparire.

Le persone sane quasi non si accorgono di reprimere il confronto con l'eventualità d'ammalarsi oppure di morire. Ogni mezzo è lecito per evitare la minaccia esistenziale o la rappresentazione nuda e cruda della malattia e della morte. In una società in preda ad un delirio di giovinezza ed efficienza, le persone ammalate sono dei perdenti e, come già detto, essi stessi colpevoli.

Nella fibromialgia, poi, è presente un ulteriore problema: l'invisibilità di questa malattia. Il mondo esterno, parenti, colleghi e partner non sono in grado di riconoscere i dolori del paziente. Nessuno riesce a provare o comprendere quanto un paziente fibromialgico si senta abbandonato a se stesso, solo e vulnerabile dinanzi al dolore ed alla stanchezza. Spesso, i tentativi di spiegazione falliscono, perché l'interessato non presenta segni visibili, che possano evidenziare la sofferenza o meglio, i disturbi riferiti. E spesso al paziente fibromialgico si rimprovera di raccontare bugie, imbrogliare e simulare.

Questo insieme di cattiva interpretazione ed incomprensione porta ad un progressivo isolamento del paziente fibromialgico, che si sottrae intenzionalmente alla vita sociale per evitare «marchiature a fuoco» e frustrazioni. Ciò danneggia il senso d'autostima del paziente, con la possibile conseguenza di autorecriminazioni, sensi di colpa e depressione. Ma bisogna avere anche comprensione per i parenti e gli amici dei pazienti fibromialgici: è difficile vivere con una persona martoriata da dolori cronici, stanchezza ed una capacità di sopportazione gravemente compromessa. Essi ce la mettono tutta per sopportare queste persone.

Tuttavia, è importante che i pazienti fibromialgici ricevano il sostegno di persone, di cui possono fidarsi. Anche la partecipazione e l'attività dei gruppi di auto-sostegno proteggono dall'isolamento, possono rafforzare l'autostima e la coscienza del proprio valore e rendere la vita più sopportabile.

Sei verità per i pazienti fibromialgici

- Non sono solo
- Non sono pazzo
- La mia malattia non è meritata!
- Soffro di una malattia reale
- I miei dolori non sono immaginari
- La mia malattia non è immaginaria

Riconoscere alleati e sostenitori

- Chi mi crede?
- Chi mi aiuta contro ignoranza e umiliazioni?

Un'ulteriore tragedia per i pazienti fibromialgici è costituita dal fatto che, specialmente nella classe medica, è ancora molto diffusa l'opinione che la fibromialgia possa essere intesa come un disturbo somatoforme – come se, cioè, avesse origine nella mente dell'ammalato! Se la stigmatizzazione da parte dei profani è già abbastanza pesante da sopportare, lo è ancora di più se sono i medici – ovvero coloro che dovrebbero saperne di più – ad aggiungere le proprie varianti mediche stigmatizzanti! Quando la spiegazione e la cura psicosomatica nascondono soltanto una carenza di competenza professionale, i pazienti fibromialgici ben informati e coscienti vengono giudicati riluttanti, ingrati o intrattabili e irragionevoli. D'altra parte, i pazienti che si sottomettono e rimettono alla pretesa di assolutezza dei medici, non di rado vengono gestiti come personalità psichicamente instabili e senza speranza.

Luisa: la storia di una guarigione

Mi chiamo Luisa Umlauf. Sono nata nel 1946, vivo a Berlino, sono sposata, ho una figlia e cinque gatti. A causa di disturbi del sonno durati per decenni, nel 1994 sono andata in pensione anticipatamente, perché non ero più in grado di lavorare in modo regolare ed affidabile. Nella mia professione – sono insegnante – l'affidabilità e la regolarità contano moltissimo.

Una collega che può mancare senza preavviso fino a 2-3 giorni alla settimana, sui 5 giorni di lezione previsti, alla lunga non può essere tollerata dal consiglio dei docenti.

I disturbi del sonno non erano gli unici, anche se i più pesanti a livello soggettivo. Dalla fine degli anni '70, s'erano aggiunti anche dolori alla schiena, parzialmente collegati con ricoveri ospedalieri, come pure problemi digestivi continuamente recidivanti e raffreddori perpetui, che potevano esacerbarsi fino a devolvere in crisi asmatiche. Sarebbero necessarie molte pagine per descrivere la mia decennale odissea, gli esami ed i trattamenti senza risultato ed anche le mortificazioni inflittemi dai più svariati specialisti, psicoterapeuti e, soprattutto, dai periti medici.

Soltanto nel luglio 2001 appresi che tutti i miei sintomi facevano parte della fibromialgia, quando mi fu diagnosticata dal primario di un ospedale di Berlino. A quell'epoca avevo sofferto già per circa 20 anni di dolori nelle mani e da circa mezz'anno era insorto anche il dolore nelle gambe. In questi 6 mesi, i dolori erano migrati dalle mani alle braccia.

Cercando in Internet la parola «fibromialgia» m'imbattei nel sito del professor Bauer. Immediatamente fissai un appuntamento. Com'era d'aspettarsi, anche il professor Bauer confermò il quadro diagnostico della fibromialgia. Alla fine di maggio 2001, fui sottoposta ad intervento ed il professor Bauer decise d'intervenire sul braccio destro per effettuare l'operazione al quadrante.

Non dimenticherò mai la sensazione provata risvegliandomi dall'anestesia, con la mano ed il braccio destri liberi dal dolore. In quel momento mi resi conto di quanto mi fossi abituata ai dolori cronici e di come li avessi accettati. Improvvisamente avevo la sensazione che il mio braccio destro stesse fluttuando. Pensai, se veramente questa assenza di dolore dovesse estendersi a tutto il corpo, come aveva predetto il professor Bauer, allora dovranno fissarmi al pavimento per non farmi volare via!

Tuttavia ero scettica. Pensavo: «bel pezzo di bravura che il braccio destro non ha più dolori: la fasciatura lo tiene immobile! I dolori ritorneranno appena potrò muovere nuovamente il braccio in modo corretto!».

Il Professor Bauer mi vietò categoricamente di scrivere al computer con 10 dita per un periodo di sei settimane. Per me che scrivo quotidianamente testi sul PC, questa era la prova più ardua. Mi attenni al divieto per due settimane, ma, poi, tentai di scrivere lentamente solo con due dita, senza esercitare molta pressione, ma dopo tre settimane avevo ripreso a scrivere a dieci dita come sempre. Mi sentivo la coscienza sporca: un tale spreco, un tale rischio... metto coscientemente in pericolo il risultato dell'intervento?

Eseguivo disordinatamente gli esercizi prescrittimi dal professore, ma appena avvertii «un morso» al gomito mi recai, contro il parere del professor Bauer, dal mio fisioterapista. Il professor Bauer mette in guardia dagli esercizi fisioterapici, perché la maggior parte di essi (per l'ignoranza e l'incompetenza di molti terapisti) viene eseguita con troppa forza. In linea di principio posso confermare questo fatto. Dopo la diagnosi di fibromialgia, nel corso di un soggiorno di cura in una clinica specializzata in riabilitazione, ho avuto modo d'incontrare parecchi fisioterapisti che m'hanno chiesto stupefatti: «E cosa sarebbe una fibromialgia?».

Tuttavia, il mio fisioterapista aveva una buona formazione e conosceva la fibromialgia meglio di tanti nostri medici. Lavorò per un'ora sul braccio destro e da allora non ho avuto più dolori. E non solo il braccio destro, ma anche il sinistro s'è liberato dai dolori, e senza fisioterapia!

All'inizio d'ottobre 2001, iniziai a darmi da fare per un nuovo intervento, ma il professore Bauer fu duro: prima bisogna aspettare. A metà ottobre 2001 si verificò, quasi all'improvviso, un piccolo miracolo: dalle mie gambe sparirono i dolori. Improvvisamente era svanita la sensazione d'avere dei chiodi conficcati nelle ginocchia, d'avere qualcuno che mi strappava uno per uno i muscoli delle gambe. Via, tutto sparito all'improvviso, così, da un giorno all'altro! Potevo di nuovo salire le scale normalmente e non a ritroso, come m'ero abituata a fare. Potevo alzarmi liberamente da una sedia e allontanarmi, senza dovermi appoggiare da qualche parte e senza muovere a fatica il ginocchio. Se avessi saputo che questo stato d'assenza del dolore sarebbe continuato, mi sarei segnata il giorno in rosso sul calendario. Ma io pensavo: solo oggi è così, i dolori ritorneranno.

Alcuni giorni dopo, indossai le mie scarpe da jogging e cominciai a correre. Mi resi conto che non erano le gambe a limitarmi, bensì la circolazione completamente fuori allenamento. D'altra parte non c'era da meravigliarsi: per tre anni non avevo più corso, a causa dei dolori sempre più forti nelle gambe.

Continuavo sempre ad aspettare che i dolori ritornassero, ma non fu così. Lo capii verso metà novembre. Per la prima volta mi resi conto anche di quanto i dolori avessero danneggiato il mio spirito, di come mi sentivo più allegra e fiduciosa, dopo la cura, di come mi stessi lentamente abituando al pensiero che i dolori non sarebbero più ritornati.

I disturbi del sonno, invece, ci sono ancora. Per questo motivo, mi recai in ospedale per cercare di ottenere una cura. Fui sottoposta alla visita reumatologica agli inizi di novembre 2001. Come già i colleghi e le colleghe prima di lei, la direttrice del reparto controllò i famosi 18 *tender points*, che sono tipici della fibromialgia. Il risultato, a seconda di come lo si considera, fu deprimente o sconvolgente: reagii solo a tre o quattro dei 18 *tender points*. Pertanto non era giustificato un ricovero nel day-hospital reumatologico. Ed è significativa del mio attuale stato di permanente assenza di dolori, l'allibita constatazione della direttrice del reparto: «In base ai criteri vigenti, Lei è la prima paziente fibromialgica che devo definire guarita!»

Una nuova concezione per una nuova speranza

172

Fare una semplice osservazione e trarne le giuste conclusioni sono evidentemente due cose molto diverse. Entrambe capitarono contemporaneamente ai due medici Alexander Fleming e

Wilhelm Conrad Röntgen: il primo scoprì la penicillina e l'altro l'importanza dei raggi Roentgen. Entrambi furono insigniti del Premio Nobel per i loro servigi ed entrambi dovettero combattere contro pregiudizi, dubbi ed ostilità, prima che l'importanza pionieristica delle loro scoperte venisse riconosciuta.

In questo libro vi ho presentato sia le informazioni attualmente disponibili sulla diagnosi e terapia, sia le cause della fibromialgia. Vi ho anche fatto conoscere il nuovo metodo d'intervento sul dolore al quadrante – un metodo che è stato messo a punto sulla base dall'osservazione di determinati fenomeni fibromialgici, delle cognizioni anatomiche e delle conoscenze terapeutiche cinesi, e che ha aiutato efficacemente molti pazienti fibromialgici a liberarsi permanentemente dai loro disturbi.

Con l'aiuto di tutte queste informazioni, voi, persone colpite e sofferenti cronici, avrete la possibilità di formarvi un vostro giudizio personale e di prendere le vostre decisioni. Forse anche voi potrete trarre nuove speranze dal nuovo approccio di questo nuovo metodo terapeutico: la prospettiva di una vita senza fibromialgia.

La fibromialgia è una malattia che pone molti quesiti e la medicina deve percorrere strade inconsuete per riuscire a risolverli.

Glossario

Acidi grassi Omega-3: acidi grassi essenziali.

Acido acetilsalicilico: antidolorifico (analgesico). Il principio attivo è il salicilato. L'acido acetilsalicilico esplica azione analgesica (allevia i dolori) antipiretica (abbassa la febbre) ed antiflogistica (antinfiammatoria). Agisce, inoltre, come emofluidificante.

Acido docosaesanoico (DHA): acido grasso essenziale.

Acido eicosapentateico (EPA): acido grasso essenziale.

ACR: American College of Rheumatology, Società Americana di Reumatologia.

ADP: adenosin-difosfato. Nucleotide di adenina, ribosio e due esteri d'acido fosforico legati tra di loro. Si lega al fosforo reversibile trasformandosi in ATP (adenosintrifosfato). Con l'ATP rappresenta una delle sostanze chiave del trasporto energetico biologico.

Agopuntura: trattamento con aghi. Metodo terapeutico d'origine cinese che mira ad influenzare le malattie organiche e ad escludere le sensazioni dolorose (anestesia) tramite l'infissione di aghi metallici in determinati punti della pelle.

Aminoacidi: composti organici di atomi di carbonio, idrogeno, ossigeno, azoto e, talvolta, di zolfo. Gli amminoacidi sono i componenti più importanti delle proteine.

AMP: adenosin-monofosfato. Sostanza chiave nel trasporto energetico biologico.

ANA: anticorpi antinucleo, auto-anticorpi.

Analgesici: farmaci antidolorifici. I più potenti sono la morfina ed i suoi derivati (oppiacei, oppioidi).

Anamnesi: intervista del paziente, nel corso della quale il medico chiede, prima di tutto, informazioni sull'insorgere e l'andamento di disturbi acuti, nonché sulla storia pregressa della malattia e l'eventuale familiarità.

Anatomia: disciplina che studia la conformazione e la struttura del corpo umano, dei suoi tessuti ed organi. Disciplina medica che si basa sulla dissezione dei cadaveri a scopo scientifico.

Anticorpo: proteina prodotta nel corpo come reazione al contatto con l'antigene. Gli anticorpi sono costituiti da proteine che si trovano nel sangue e neutralizzano le sostanze estranee come batteri e virus.

Antidepressivi: rimedi terapeutici contro la depressione.

Antigene: proteina esogena che stimola il corpo a produrre anticorpi, che neutralizzano le sostanze estranee.

Anti-MAO: inibitore delle mono-amino-ossidasi. Si tratta di una sostanza che scompone l'enzima l'adrenalina ed i relativi legami, rendendola inefficace. I relativi principi attivi degli anti-MAO possono essere impiegati nella terapia anti-depressiva.

Aponeurosi: rivestimento muscolare.

Aponeurosi plantare: fascia tendinea della pianta del piede.

Arteria tibialis posterior: arteria posteriore della tibia.

Artralgia: dolore articolare causato, per lo più, da patologie reumatiche.

Artrite: infiammazione articolare.

Artrite reumatoide (AR): poliartrite cronica primaria o progressiva, poliartrite cronica (PC). Malattia cronica infiammatoria, che procede spesso con acuzie e remissioni, colpisce i tessuti connettivo, muscolare e di sostegno, in particolare l'interno delle articolazioni e le strutture vicine (tipo borsa sierosa).

Artrosi: patologia articolare dovuta ad alterazioni degenerative o ad usura articolare e non a stati flogistici acuti.

Astenia: debolezza diffusa, stati di debolezza sia fisica che psichica.

ATP: adenosintrifosfato, acido adenosin-trifosforico. La molecola ATP, ricca d'energia, è il vettore energetico del corpo. I muscoli utilizzano l'ATP per contrarsi, i neuroni, invece, per trasmettere segnali. L'energia si libera con la scissione, che ha luogo nelle cellule, di uno dei tre gruppi di fosfato dell'ATP rimane l'adenosidifosfato (ADP).

Autoanticorpi: cellule di difesa, che si oppongono a tessuti endogeni.

Autosomico: relativo, appartenente a un autosoma (opposto: gonosomico, relativo, appartenente ad un cromosoma sessuale).

Benzodiazepina: sostanza efficace a livello nervoso centrale, tranquillante. Le benzodiazepine esplicano azione ansiolitica, antispastica, calmante e miorilassante.

Biofeedback: metodo che misura in modo obiettivo le variazioni fisiologiche, che hanno luogo durante l'esecuzione di esercizi di rilassamento rendendoli accessibili alla percezione cosciente del paziente.

Bl.: abbreviazione tedesca per «meridiano della vescica».

Boreliosi: malattia provocata dall'infezione con batteri del gruppo delle Borrelia.

Borsite: infiammazione di una borsa mucosa. Può essere sierosa, fibrinosa, purulenta o estremamente necrotizzante.

Canali del sodio: strutture presenti sulle pareti cellulari, importanti per il metabolismo.

Cava-Cava (Piper methysticum): arbusto della Polinesia, alto diversi metri, con larghe foglie ovali, stilizzate, appartenente alla famiglia delle Piperacee. La radice della cava-cava contiene i *cavalactosi*, che esplicano funzione miorilassante, tranquillante, promotrice del miglioramento dell'umore ed inibitrice a livello centrale. Tali sostanze vengono impiegate in caso di labilità, deficienze a livello di stimoli e prestazioni, disturbi della concentrazione ed anche per migliorare la qualità del sonno.

CFS: *Chronic Fatigue Syndrome*, sindrome da stanchezza cronica.

Cistite: infiammazione della vescica, catarro della vescica, flogosi della mucosa vescicale.

Citomegalia: malattia infettiva molto frequente, senza complicanze e con decorso silenzioso nei soggetti sani, ma che, al contrario, può essere molto pericolosa in epoca prenatale e per soggetti immunodepressi. La citomegalia è causata dal citomegalovirus (CMV), che appartiene alla famiglia degli herpes virus.

Clamidia: microorganismi simili ai batteri, che vivono all'interno delle cellule, e possono causare malattie infettive. In qualità d'agente patogeno, per l'Uomo sono importanti le seguenti tre specie:
- la *C. pneumoniae* che causa infezioni croniche alle vie respiratorie. È probabile un suo coinvolgimento nell'insorgere di patologie coronariche.
- la *C. psittaci* che è l'agente patogeno dell'ornitosi nell'Uomo.
- la *C. trachomatis* che spesso causa in uomini e donne infezioni uro-genitali trasmettibili per via sessuale.

Collagenosi: malattia del collagene appartenente alle patologie autoimmuni ed alle flogosi del tessuto connettivale. In questa malattia, il sistema immunitario assale le proprie proteine fibrose (malattie infiammatorie e reumatiche).

Cortisone: ormone della corteccia surrenale, che, tra l'altro, agisce come anti-infiammatorio. Per questa sua azione, il cortisone viene impiegato come farmaco per il trattamento di reumatismi e artriti.

Creatinina: prodotto finale del metabolismo muscolare, ha origine dal creatinfosfato, viene rilasciata ed espulsa con l'urina, attraverso i reni nel sangue. Il valore creatininico del sangue è una buona misura per valutare la capacità filtrante dei reni (clearance della creatinina).

Cromosoma: elemento filiforme costitutivo di ogni nucleo cellulare, filamento nucleico di acido desossiribonucleico (DNA). I cromosomi contengono i geni e sono, perciò, i vettori del patrimonio ereditario. Il numero dei cromosomi è specie-specifico: nell'Uomo sono 46, in 23 coppie. Due dei 46 cromosomi umani determinano il sesso: la donna, infatti, possiede 2 cromosomi x e l'uomo un cromosoma x ed uno y.

Cromosoma Y: cromosoma sessuale, vettore del fattore ereditario del sesso maschile. Gli uomini hanno un cromosoma x ed un cromosoma y.

Di.: abbreviazione tedesca per meridiano dell'intestino crasso.

Difetto della valvola cardiaca: malattia congenita o acquisita, acuta o cronica di una valvola del miocardio con disturbo della sua funzione nel senso di una stenosi oppure di una insufficienza o come combinazione d'entrambe. La causa più frequente del difetto acquisito è la miocardite reumatica nell'ambito di una febbre reumatica. Più spesso, viene colpita isolatamente la valvola mitralica. Le alterazioni reumatiche provocano stenosi o insufficienza della valvola aortica. Circa nella metà dei casi si presenta contemporaneamente un interessamento della valvola mitralica e di quella aortica.

Digitopressione: metodo simile all'agopuntura, con il quale è possibile influire positivamente su dolori e disturbi per mezzo di movimenti circolari dei polpastrelli su determinati punti del corpo.

EEG: abbreviazione per elettroencefalogramma.

Elettroencefalografia (EEG): metodo d'indagine neurologica che misura le oscillazioni del potenziale elettrico, provocate sull'encefalo dall'attività bio-elettrica dei neuroni cerebrali (il tracciato si chiama elettroencefalogramma).

Emicrania: si manifesta con attacchi di dolori violenti che insistono, per lo più, su una metà della testa. La causa non è stata ancora spiegata. Spesso l'emicrania è accompagnata da nausea ed ipersensibilità ai rumori ed alla luce solare. Gli attacchi d'emicrania insorgono spesso dopo uno sforzo o in fase di rilassamento.

Emopiastrine: trombociti. Particelle protoplasmatiche aventi un diametro di ca. 3,5 micrometri e che derivano dai megacariociti, grosse cellule del midollo osseo. Si contano da 200 000 a 500 000 piastrine per mlc di sangue.

Endorfine: sostanze endogene analgesiche prodotte dal cervello e con azione simile agli oppioidi (morfina).

Enzima: sostanza proteica che funge da catalizzatore facilitando o accelerando i processi metabolici e le reazioni del corpo. Gli enzimi d'origine vegetale ed animale (idrolasi) vengono utilizzati a scopo terapeutico da circa 25 anni.

Epatite infiammazione del fegato dovuta principalmente a virus. I vari agenti patogeni di questa malattia sono molto diversi tra di loro e vengono contrassegnati con le lettere dell'alfabeto da A a C.

Epicondilo: tuberosità ossea posta sull'avambraccio con punti d'inserzione sull'osso dei flessori o estensori di mano e dita.

Epilessia: crisi, attacchi convulsivi, grande male. Patologia neurologica caratterizzata dal ripetersi di improvvise crisi convulsive cerebrali (attacchi epilettici). Ne è affetto ca. lo 0,8% della popolazione totale.

Essudazione: eliminazione attraverso le pareti vascolari di liquido contenente cellule (essudato).

Fascia: guaina di tessuto connettivo, sottile, ampia che ricopre il muscolo o i suoi processi tendinei.

Fase non-REM: fase del sonno senza movimenti rapidi delle palpebre (rapid eye movment = REM).

Fibromialgia: (sindrome da fibromialgia): la sindrome da fibromialgia (SF) è una combinazione di disturbi (complesso sintomatologico), il cui sintomo primario è una mialgia diffusa come pure molteplici disturbi funzionali, vegetativi e psichici.

Fibrosite: malattia per lo più degenerativa, infiammatoria e reumatica dei tessuti connettivo, adiposo, muscolare e nervoso (reumatismo delle parti molli).

Fibula, perone: sottile osso laterale della gamba costituito da un fusto slanciato e terminali ingrossati.

Fitosterolo: sterolo d'origine vegetale (tipo micosterine, ergosterine, stigmasterine, saponine e legami cardenoidei). La fitosterina si trova soprattutto nei semi e negli olii vegetali e provoca un abbassamento del livello del colesterolo nel sangue, perché l'intestino riassorbe meno colesterolo alimentare.

Flavonoidi: determinati coloranti molto diffusi nel mondo vegetale, che possono influenzare la permeabilità dei vasi più piccoli. Si conoscono circa 2000 flavonoidi naturali. Tra questi,che per esempio sono impiegati in flebologia, i più importanti sono β-idrossi-etilrutoside, esperidina, quercetina, rutina e trosserutina.

Flessore (muscolo): muscolo che effettua movimenti di piegamento, ad es. il flessore lungo palmare.

FMS abbreviazione inglese e tedesca per sindrome da fibromialgia (SF).

Fosfolipidi: sottogruppo dei grassi (lipidi), componenti molto importanti da un punto di vista fisiologico della membrana cellulare, spesso presenti nel tessuto nervoso.

Gb.: Abbreviazione per meridiano milza-pancreas.

Gene: unità base dell'ereditarietà biologica. I geni fanno parte del DNA (acido desossi-ribonucleico) e controllano la costituzione delle proteine.

GH abbreviazione per ormone della crescita (dall'ingl. growth hormon).

Ghiandole surrenali: coppie di ghiandole ormonali poste sul lobo superiore dei reni. Si distinguono le ghiandole surrenali medullari e le ghiandole surrenali corticali. La medulla produce l'adrenalina, mentre la corteccia produce il cortisone.

Glutamat: sale dell'aminoacido acido glutammico.

- Importante mediatore del sistema nervoso centrale (Neurotrasmettitore) e precursore degli inibitori GABA(amino-alfa-acido butirrico). Il glutammato partecipa alla trasmizzione degli stimoli, per es.: segnali dolorosi.
- Esaltatore di sapidità nella produzione industriale alimentare.

GPT (transaminasi glutamico-piruvica) enzima presente nel citoplasma delle cellule tissutali, parametro della funzionalità epatica.

Herpes: manifestazione di tipo flogistico, caratterizzata dalla comparsa sulla pelle e sulle mucose di vescichette ripiene di liquido, raggruppate a grappolo. L'agente patogeno dell'herpes è un virus presente in molte persone allo stato latente.

HIV (Human Immune Deficiency Virus). Il virus HIV è il trasmettitore dell'AIDS. L'agente patogeno appartiene alla classe dei cosiddetti retrovirus. *Infezione da Hi*: infezione con virus Hi, che può causare la sindrome da immuno-deficienza AIDS.

Hypericum perforatum o Erba di S. Giovanni: rimedio vegetale utilizzato nel trattamento della depressione e di stati depressivi dell'umore.

IGF-1: fattore di crescita 1, simile all'insulina.

Immunoglobulina: Gammaglobulina. Proteina plasmatica che funge da anticorpo della risposta immunitaria specifica del corpo. A causa della loro scarsa velocità migratoria nell'elettroforesi proteica, in passato le gammaglobuline venivano raggruppate in un unico gruppo apparentemente omogeneo. Oggi, le gammaglobuline vengono suddivise in vari gruppi, in base alla loro struttura, e sono contrassegnate con lettere (IgA, IgD, IgE, IgG e IgM).

Immunologia: scienza del sistema immunitario dell'organismo umano e delle relative e specifiche reazioni di riconoscimento e difesa.

Inibitore COX2: nuova generazione di anti-infiammatori non steroidei (NSAID), con migliore tollerabilità a livello gastrico.

Inibitori della ricaptazione specifici della serotonina: SSRI, antidepressivi.

Ionoforesi: elettrostimolazione. Elettroterapia che impiega corrente continua per somministrare farmaci attraverso la cute con maggiore efficacia. Il farmaco deve essere idrosolubile e presentarsi allo stato di ione (particella caricata).

Ipnosi: stato di trance raggiunto con la suggestione, durante il quale si possono impartire ordini che verranno eseguiti solo successivamente, in fase post-ipnotica.

Ipocondria: timore coercitivo con sensazioni fisiche, molteplici e senza importanza, all'origine di una grave malattia.

Ipofisi: organo endocrino che ha sede sotto la base dell'encefalo in una escavazione ossea dello sfenoide (sella turcica dello sfenoide). È collegata con il diencefalo mediante un peduncolo e consta di un lobo anteriore, un lobo medio ed uno posteriore. L'ipofisi è un organo di controllo preposto a molte funzioni del corpo, quali il rilascio degli ormoni della crescita e la formazione degli ormoni sessuali.

Ipotalamo: parte inferiore del diencefalo, collegata con l'ipofisi. L'ipotalamo controlla numerose funzioni corporee importanti, quali la temperatura corporea, l'equilibrio idrico, il livello ormonale, il ciclo «veglia-sonno»e la circolazione sanguigna.

Ipotiroidismo: ipofunzionalità tiroidea, rilascio degli ormoni tiroidei ridotto. Causa dell'ipotiroidismo è l'insufficienza o la mancanza alla nascita di tessuto tiroideo oppure, in età adulta, l'insufficienza di iodio.

L-Carnitina: la L-Carnitina presenta una struttura simile a quella della vitamina B. Nel corpo vengono prodotte due forme di carnitina: la L e la D carnitina, laddove la L-carnitina e l'acetil-L-carnitina sono le due forme biologicamente attive. La L-carnitina biologicamente attiva può essere assunta anche con alimenti d'origine animale o sotto forma di integratore alimentare. Il compito più importante della L-carnitina è il trasporto di acidi grassi nella muscolatura. Gli acidi grassi servono da «combustibile» per il lavoro muscolare. Anche l'approvvigionamento energetico del muscolo cardiaco trae vantaggio dalla L- carnitina. Per questo, la carenza di L-carnitina provoca un deficit degli acidi grassi, ovvero debolezza fisica e rapido affaticamento.

Le.: abbreviazione tedesca per meridiano del fegato.

Linfociti B: speciali cellule di difesa appartenenti al sistema immunitario.

Liquor: liquido cerebrospinale, liquido cefalo-rachidiano. prodotto dai plessi corioidei che scorre nelle cavità e viene prevalentemente riassorbito nelle granulazioni di Pacchioni. Il liquido cefalo-rachidiano, che è chiaro, incolore, povero di proteine e con presenza cellulare quasi nulla, serve a proteggere l'SNC da deformazioni meccaniche e dalla rapida compensazione della pressione nel sistema.

Lu.: Abbreviazione tedesca per meridiano del polmone.

Lupus eritematoso sistemico (LES): malattia autoimmune, diffusa, spesso grave, su base infiammatoria, che colpisce la pelle ed il connettivo vascolaree che, praticamente, può ledere tutti gli organi del corpo. Ne sono colpite quasi esclusivamente le donne, con un picco intorno ai 30 anni. La forma cronica inizia con focolai (eritemi) leggermente infiltrati, rossi, della grandezza di una moneta, dai contorni ben definiti, che compaiono di preferenza su zone cutanee non coperte, come il naso, le guance, la fronte e le mani. Spesso i focolai sul viso assumono la forma di una farfalla. Gli eritemi presentano una progressiva desquamazione.
- Forma cronica, frequente, che colpisce soltanto la pelle (eritematosa cronica).
- Malattia rara, acuta che procede con complicanze agli organi interni.

Lyme-Borreliosi (malattia di Lyme): malattia infettiva il cui nome si rifà ad una località americana, il cui agente patogeno è il batterio *Borrelia burgdorferi* e viene trasmessa dalle zecche.

Kung-Fu: arte marziale asiatica.

Mania: disturbo psichico caratterizzato da umore euforico, aumento dello slancio vitale, disturbi del pensiero e sopravvalutazione di sé. Le fasi maniacali si manifestano in cicli irregolari, alternate a fasi depressive nell'ambito di un disturbo affettivo bipolare (malattia maniaco-depressiva) oppure, più raramente, come episodi maniacali isolati. Sintomi simili sono presenti nella schizofrenia o nei consumatori di droghe come la cocaina.

Marker tumorali: sostanze, di solito antigeni contro specifiche cellule cancerose, che si possono evidenziare in grandi quantità nel sangue a fronte di particolari forme tumorali.

Metionina: aminoacido contenente fosforo, importante per il trasporto di metile nei processi metabolici.

Mioclonia: contrazioni muscolari, crampi muscolari di breve durata che si presentano sotto forma d'attacchi, per lo più nelle malattie dell'SNC.

Miogelosi: rigidità muscolare, noduli dolenti nella muscolatura, per esempio nelle mialgie di origine reumatica.

Miorilassante: farmaco per distendere i muscoli.
Mitocondrio: granello ovale presente nel citoplasma, spesso anche a forma di bastoncello o di filamento, «fabbrica energetica» cellulare.
Morbo di Bechterew: spondiloartrite anchilopoietica. Malattia cronico-infiammatoria della colonna vertebrale, che può provocare una particolare postura ripiegata in avanti, dovuta all'anchilosi vertebrale.
Morfologia: scienza che studia la forma esterna, le strutture e la costituzione interna dell'organismo.
MP: abbreviazione tedesca per meridiano milza-pancreas.
MSM (metil-sulfonilmetano): l'MSM è una molecola adibita al trasporto dello zolfo elementare, una fonte ricca di sostanze sulfuree essenziali, utilizzate per la sintesi degli amminoacidi metionina e cistina e di sieroproteine. Anche molti ormoni peptidici, tipo l'insulina, e numerosi enzimi e proteine hanno bisogno dello zolfo per funzionare correttamente. Le proteine sono necessarie, innanzi tutto per il metabolismo e la sintesi tissutale. Senza il monomero MSM, è impossibile costruire nel corpo qualsiasi tessuto molle o connettivo sano e funzionante.
Muscolo supinatore: muscolo sull'avambraccio.
Nervo radiale: serve all'innervazione motoria e sensitiva del braccio e dell'avambraccio.
Nervo tibiale: serve all'innervazione motoria e sensitiva della porzione inferiore della gamba.
Neurormoni: ormoni immagazzinati nel diencefalo e nel lobo posteriore ipofisiario, che vengono rilasciati secondo necessità, oppure, sostanze ormonali che trasmettono l'eccitazione nervosa (neurotrasmettitori).
Neurone: cellula nervosa con tutte le sue propaggini. L'insieme dei neuroni costituisce l'importante parte funzionale del sistema nervoso. Nervenzelle mit all ihren Ausläufern.
Neuroplasticità: capacità d'apprendimento del sistema nervoso, che, ad esempio, ha un grosso ruolo nella cronicizzazione dei dolori.
Neurotrasmettitore: sostanza chimica necessaria per la trasmissione di impulsi da un neurone all'altro.
Nevrastenia: definizione storica dell'esaurimento nervoso.
Ni.: Abbreviazione tedesca per meridiano dei reni.
Noradrenalina: Norepinefrina. Mediatore del sistema nervoso simpatico, presente nei nervi e gangli del simpatico, nella porzione emidollare delle ghiandole surrenali e nei centri vegetativi tronco cerebrale, in particolare nell'ipotalamo. L'azione principale della n. è la vasocostrizione con aumento della pressione sistolica e diastolica,

mentre la frequenza e la portata cardiache non sono influenzate dalla noradrenalina, al contrario di quanto fa l'adrenalina. L'azione anti-tensiva esercitata dalla noradrenalina sulla muscolatura liscia di bronchi ed intestino, come pure l'induzione alla miocontrazione in alcuni organi risultano inferiori a quelle dell'adrenalina.

NSAID: (non-steroidal antiinflammatory drugs), principi attivi anti-infiammatorii non-steroidei, analgesici con proprietà antiflogistiche.

NSAR: farmaci antireumatici non-steroidei. analgesici con proprietà antiflogistiche.

Oi-Gong: ginnastica terapeutica e meditativa. Tecnica di rilassamento della medicina tradizionale cinese (Qi= respiro, fiume, energia; Gong= esercizio o capacità), che si effettua sdraiati, in piedi o seduti come pure alternando risposo e movimento. Questa tecnica educa concentrazione, movimento e respirazione, scioglie i blocchi interni e fortifica la psiche.

Oppioidi: Oppiati.farmaci con azione simile alla morfina, prodotti parzialmente o totalmente per sintesi.

Ormone: mediatore endogeno, prodotto da diverse ghiandole del corpo. Gli ormoni vengono rilasciati nel sangue e raggiungono così gli organi, dove regolano vari processi metabolici.

Ormone della crescita (GH, STH, somatotropina): quest'ormone controlla lo sviluppo osseo e la produzione di albumina, sostanza fondamentale dell'organismo umano e viene prodotto nei lobi frontali posteriori dell'ipofisi. *Cromosoma X*: cromosoma sessuale. La donna possiede due cromosomi X.

Ormoni sessuali: ormoni della ghiandola germinale. Gli ormoni sessuali maschili vengono prodotti essenzialmente nei testicoli, mentre quelli femminili nelle ovaie. Gli ormoni sessuali femminili più importanti sono gli estrogeni ed i gestageni, l'ormone sessuale maschile più importante è il testosterone.

Osteoporosi: malattia del metabolismo osseo con causa sconosciuta. Malattia che colpisce l'intero scheletro osseo con riduzione della massa ossea, peggioramento della qualità microarchitettonica del tessuto osseo ed aumento della fragilità ossea.

- Osteoporosi post-menopausale (osteoporosi tipo I): osteoporosi che insorge nelle donne della fascia d'età 50-70 anni, dopo l'inizio della menopausa.
- Osteoporosi senile (osteoporosi tipo II): l'«osteoporosi della vecchiaia» compare in entrambi i sessi dopo il 70° anno d'età.
- Osteoporosi inattiva: perdita della massa ossea senza che l'interessato se ne renda conto.

- Osteoporosi primaria: la causa non è nota (idiopatica) o va ricondotta a svariati fattori (multifattoriale).

Palpazione: esame medico che si esegue tastando fegato, reni ecc.

Pe.: Abbreviazione tedesca per meridiano del pericardio.

Pean: pinza chirurgica.

Penetranza: frequenza di manifestazione di un gene espressa con la percentuale degli individui portatori delle caratteristiche genetiche o di una malattia infettiva.

Placebo: sostanza priva d'efficacia, simile ad un farmaco per aspetto e sapore, che viene somministrata nelle prove, per stabilire se un farmaco, rispetto al placebo, abbia o meno un'efficacia.

Polimialgia reumatica: malattia dolorosa della muscolatura omero-brachiale e coxofemorale, che colpisce di preferenza le donne in età avanzata e poggia su una patologia vascolare sistemica.

Pronazione: movimento rotatorio delle membra, movimento delle membra sul loro asse longitudinale all'indietro.

Prostaglandina: sostanza simile agli ormoni e mediatore endogeno presente in: sperma, polmoni, sangue mestruale, timo, pancreas e reni ed ha effetti diversi (può diminuire o aumentare la pressione sanguigna).

Proteina C-reattiva (CRP): parametro di laboratorio per stati flogistici.

Depressione: frequentissima patologia psichica caratterizzata da umore significativamente depresso. Si calcola che in Germania circa il 10-15% degli adulti ha sofferto almeno una volta di un episodio depressivo. Si distinguono depressioni endogene (psicosi affettive, patologie maniaco-depressive), depressioni psicogene (depressione nevrotica, depressione da esaurimento), depressioni somatiche (tumore al cervello, disturbi tiroidei) e forme depressive particolari (irritazione depressiva, depressione post-parto, depressione in gravidanza e depressione mascherata).

Punti placebo: punti di controllo non algogeni alla pressione (al contrario dei *tender points*), situati sulla fronte, distalmente sull'avambraccio e lateralmente al malleolo.

Quadro delle urine: rilevamento di sostanze che possono essere escrete con l'urina, come zuccheri e proteine.

Recettore: punto di collegamento per messaggeri endogeni (per es.,: ormoni), con i quali il corpo può regolare diverse funzioni organiche. Esistono vari tipi di recettori, che reagiscono di volta in volta a particolari sostanze.

REM (= rapid eye movements): rapido movimento delle palpebre durante la fase di sonno profondo.

Restless-Legs-Syndrom: «*Sindrome delle gambe irrequiete*»: Particolare parestesia simmetrica, che può essere localizzata nel profondo delle parti molli o nelle ossa del tratto inferiore della gamba. Sintomo caratteristico è l'irresistibile impulso a muoversi delle estremità colpite. Poiché il disturbo compare spesso di sera o appena dopo essere andati a letto e può durare per ore, spesso solo con brevi remissioni, questa sindrome provoca una continua carenza di sonno. Le cause della sindrome sono, innanzi tutto, disturbi del metabolismo con polineuropatie secondarie.

Rilassamento: distensione.

Risonanza magnetica nucleare (MRT, NMR): metodo diagnostico per immagini, che si basa sulla rotazione dei nuclei degli atomi di idrogeno.

Ronzio auricolare, rumori auricolari, tinnito. Percezione auditiva di rumori, senza che sussista uno stimolo rumoroso, oppure percezione auditiva di rumori prodotti all'interno del proprio corpo, che anche altri possono sentire.

s. assodendritica: punto di contatto tra assone (neurite) e dendrite. s. asso-somatica: punto di contatto tra assone e citosoma.

s. asso-assonale: punto di contatto tra due assoni.

Sclerodermia: malattia auto-immune, la cui causa è oscura. Provoca danni alla pelle, ai vasi ed agli organi interni attraverso un processo di sclerotizzazione. Di solito colpisce le donne di mezza età.

Sclerosi multipla (SM, sclerosi a placche, encefalomielite diffusa): malattia cronica infiammatoria del sistema nervoso centrale (SNC), caratterizzata da perdita focale delle guaine mieliniche. La malattia insorge solitamente nella fascia d'età 20-40 anni, con predilezione per soggetti di sesso femminile. L'eziologia non è ancora certa e si considerano come probabili i processi autoimmuni.

Sedativo: calmante, tranquillante. Le benzodiazepine sono sostanze sedanti di frequente impiego.

Sedimentazione ematica: (VES), velocità di sedimentazione ematica, misura della velocità con cui gli eritrociti sedimentano nel sangue fluidificato. La VES può risultare elevata in modo abnorme, in caso di infezioni, TBC o cancro.

Serotonina: neurotrasmettitore. La serotonina è un neuro-ormone presente nei trombociti, nei neuroni cerebrali e nelle cellule della mucosa intestinale. La serotonina è un ormone tissutale efficace come neurotrasmettitore ai fini della peristalsi, della vasodilatazione o vasocostrizione (a seconda del dosaggio) e dell'aumento del tono muscolare. Nella cura della depressione si ricorre ad un aumento del rilascio della s. tramite l'alcaloide rauwolfia ed al blocco della decomposizione della serotonina grazie agli anti-MAO.

Sierologia reumatica: particolari esami del sangue miranti all'identificazone di una patologia reumatica.

Sinapsi: punto in cui entrano in contatto tra di loro due neuroni.

Sindrome: stato patologico, le cui cause non sono note oppure non possono essere definite. Gruppo di segni patologici (sintomi) che compaiono in presenza di un determinato quadro patologico.

Sindrome da cictite interstiziale: stato patologico con eziologia sconosciuta. Dipende, probabilmente, da un'infiammazione della vescica urinaria.

Sindrome da stanchezza cronica (CFS): stato permanente di stanchezza ed esaurimento che insorge senza una causa riconoscibile.

Sindrome del tunnel carpale: sindrome da compressione del nervo mediano. Disturbo funzionale della terminazione nervosa del nervo mediano a livello del tunnel carpale, sull'articolazione del polso, conseguente a compressione a cui s'accompagna, infine, l'atrofia delle eminenze muscolari del pollice.

Sindrome delle gambe irrequiete: Restless-Legs-Syndrom., ipercinesi delle gambe.

Sindrome dell'intestino irritabile: colon irritabile, disturbo della funzionalità intestinale senza motivi organici comprensibili, che spesso colpisce le donne.

Sindrome di Raynaud: complesso sintomatologico con tipico andamento trifasico: ischemia (pallore, freddo, dita insensibili), cianosi (capillari e venule si dilatano ovverosia si riempiono di sangue poco ossigenato), eritema (lo spasmo arterioso indotto provoca iperemia, iperidrosi e dolore). Tali manifestazioni compaiono di preferenza nelle aree anatomiche provviste di rete capillare arteriosa e venosa (estremità e simili come dita, alluci o punta del naso). Il quadro patologico può evolvere fino all'ulcerazione delle punta delle dita, o degli alluci, oppure, più raramente, a gangrena (necrosi delle dita) oppure ad acro-osteolisi.

Sindrome di Sjögren: malattia che colpisce di preferenza le donne in menopausa o affette da deficienze ovariche. La causa non è chiara. La sindrome presenta disturbi delle ghiandole escretorie e severa secchezza della pelle e delle mucose.

Sindrome mialgica da eosinofilia: ipereosinofilia ematica (proliferazione del numero dei leucociti eosinofili nel sangue) che si riscontra in malattie parassitarie ed allergiche, ma anche nel morbo di Hodgkin, nella deficienza degli ormoni surrenali e nelle patologie del midollo osseo (sindrome mieloproliferativa).

Spondilite anchilosante (o anchilopoietica): malattia di Bechterow. Irriggidimento ed incurvamento in avanti progressivi della colonna vertebrale la cui causa è sconosciuta con flogosi cronica delle articolazioni vertebrali ed ilio-sacrali, che si trovano nei tratti dell'intestino e dell'osso sacro.

SSRI: inibitori della ricaptazione specifici della serotonina, antidepressivo.

Subcute: sottocute.

Supinazione: rotazione in avanti dell'avambraccio o della tibia sul proprio asse longitudinale (contrario: pronazione).

Tachicardia: battito cardiaco accelerato. Negli adulti si ha tachicardia quando la frequenza ventricolare è di 100 battiti/min. e oltre.

TCA: abbreviazione per antidepressivi triciclici.

Tai-Qi-Quan: pugilato cinese, tipo di arte o ginnastica marziale.

Tannino: sostanza conciante.

Tender points: punti ben definiti topograficamente in entrambe le metà del corpo sui punti d'inserzione muscolari e tendinei come pure sulle articolazioni. Di norma, la maggioranza dei 18 *tender points* risulta algogena alla pressione soltanto nei soggetti affetti da sindrome fibromialgica.

Tendinite: infiammazione tendinea dolorosa. Provoca un'alterazione degenerativa delle fibre dei tendini ed anche a necrosi e calcificazioni.

Tenomiogelosi: alterazione della caratteristica riflessoria della muscolatura, che compare nell'ambito di un effetto di blocco. Provoca un forte stato tensivo muscolare (tenomiosi ipertonica) oppure uno stato di ridotta tensione muscolare (tenomiosi ipotonica).

Tenovaginite: infiammazione della guaina tendinea. Flogosi ed ispessimento del tessuto fibroso della guaina tendinea.

Tinnito: ronzio auricolare, rumori auricolari. Sensazione rumorosa endogena tipo suono o rumore, oppure percezione auditiva di muscoli ed articolazioni vicini all'orecchio, come, ad esempio, vibrazioni o fruscii.

Tono muscolare: stato di tensione del muscolo a riposo, che, tra l'altro, rende possibile la posizione eretta del corpo.

Trapezio: «muscolo a cappuccio», muscolo trapezio, che si trova tra l'occipite e la scapola.

Trauma: lesione, azione violenta su corpo e/o psiche (per es: trauma cranico, cerebrale, fratture o traumi plurimi a seguito d'incidenti).

Triggerpoints: indurimenti muscolari ben apprezzabili, prevalentemente a forma di matassa, caratteristici per la cosiddetta sindrome dolorosa miofasciale. La stimolazione dei *trigger* points provoca dolori a raggiera o contrazioni muscolari delimitate.

Trocantere: protrusione ossea tra collo del femore e fusto (trocantere maggiore).

Trombosi: coagulo di sangue in un vaso, che provoca occlusione parziale o totale del medesimo. Le gambe sono spesso colpite da trombosi. Le trombosi delle vene profonde (flebotrombosi) provocano meno disturbi di quelle che colpiscono le vene superficiali. Tuttavia, in quelle profonde, il rischio d'embolia è più elevato. Tre sono i fattori importanti per la comparsa della trombosi: variazione della composizione della parete vascolare, variazione emodinamica e variazione della composizione ematica (triade di Virchow).

Utero: organo cavo muscoloso, a forma di pera, situato nel bacino femminile tra vescica e retto.

Venae comitantes: vena d'accompagnamento.

Vescica irritata: stato irritativo della vescica caratterizzato da ipertonia, tenesmo e aumento della frequenza urinaria, presente, per esempio, nel corso d'infiammazioni, dopo una radioterapia endovascolare come disturbo neurovascolare o atrofia della vescica.

Virus di Epstein-Barr: questo virus provoca infezioni permanenti, nella maggior parte dei casi non accompagnate da disturbi. Ha un ruolo nella febbre ghiandolare di Pfeiffer e nelle malattie del sistema linfatico.

Vitamina B: del complesso B-vitaminico fanno parte la vitamina B_1 (iamina), la vitamina B, (riboflavina), la vitamina B_3 (niacina), la vitamina B_6 (piridossina, la vitamina B_{12} (cobalomina), l'acido folico, l'acido pantotenico e la biotina (vitamina H). Un approvvigionamento sufficiente di vitamine B è estremamente importante per molte funzioni organiche e processi metabolici d'importanza vitale. La carenza di vitamina B può provocare inappetenza, irritabilità, stanchezza, disturbi digestivi e del sonno, disturbi dermatologici, disturbi cardiocircolatori e disturbi a livello nervoso e cerebrale.

Vitamin C: antiossidante. Aiuta o rafforza il sistema nervoso, le funzioni immunitarie, il metabolismo dei lipidi, l'attivazione di ormoni ed enzimi, la formazione di collagene nel tessuto connettivale e la digestione. La vitamina C protegge da prodotti metabolici endogeni dannosi per le cellule (radicali liberi), dall'iperglicemia proteica nei vasi sanguigni, dall'iperproduzione di lipidi ematici e dai danni provocati da sostanze nocive ambientali ed alimentari.

Yersinie (Yersinia): genere di batteri a bastoncelli, appartenenti agli enterobatteri che si trovano nelle viscere di uomini ed animali. I batteri possono provocare svariate malattie: la peste (tramite la *Yersinia pestis*) oppure infiammazioni addominali (yersiniosi enterali atramite la *Y. enterocolitica* e la *Y. pseudotuberculosis).*

Assistenza per i pazienti fibromialgici

Ulteriori letture informative

Bauer JA: FMS – Das Fibromyalgie-Syndrom (FMS). Patienteninformation, 2002
(gratis, da richiedere per posta o via e-mail))
Berg PA (Hrsg.): Chronisches Müdigkeits- und Fibromyalgiesyndrom. Springer, Berlin 1999
Chaitow L: Fibromyalgia and Muscle Pain. Your Self-Treatment Guide. Thorsons, London 2001
Fransen J/Russell IJ: The Fibromyalgia Help Book. Smith House Press, Saint Paul 1996
Riegel A-M: Fibromyalgie. Fragen und Antworten aus der Sicht der chinesischen Medizin. Shaker, Aachen 2001
Teitelbaum J: From Fatigue to Fantastic. Avery, New York 2001

Letteratura scientifica

Bauer J, Heine H: Akupunkturpunkte und Fibromyalgie. Möglichkeiten chirurgischer Intervention. Biol Med 27(6) (1998) 257-261
Bauer J, Heine H: Möglichkeiten chirurgischer Intervention bei fibromyalgischen Beschwerden (Rücken und untere Extremitäten). Beziehungen zu Akupunkturpunkten. Biol Med 28(3) (1999) 135-141
Bauer J, Heine H: Akupunkturpunkte und Quadrantenschmerz. Diagnostisches
Vorgehen und kausale Zusammmenhänge. Biol Med 29(6) (2000) 282-288 Beard GM: Neurasthenia of nervous exhaustion. Boston Med Surg J 80 (1869) 217-220
Heine H: Anatomische Struktur der Akupunkturpunkte. Dtsch Z Akupunktur 31 (1988) 26-30
Heine H: Lehrbuch der biologischen Medizin. 2. Aufl. Hippokrates, Stuttgart 1991
Hoerster W: Myofasziale Schmerzsyndrome. In: Th Röter (Hrsg.): Grundlagen der Schmerztherapie. Medizin & Wissen, München

1998, S. 427-436 Melzack R et al.: Trigger points and acupuncture points for pain: correlations and implications. Pain 3 (1977) 3-23
Wolfe F et al.: The American College of Rheumatology. Criteria for the classification of fibromyalgia. Report of the multicenter criteria committee. Arthritis Rheum 33(2) (1990) 160-172

Contatti per pazienti ed interessati

Dott. Prof. Johann A. Bauer
Professore Applicato – Specialista in Chirurgia presso l'Università Ludwig-Maximilian di Monaco di Baviera

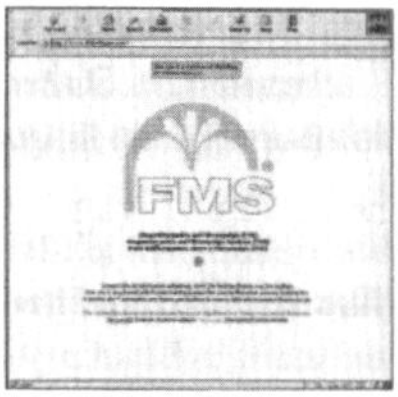

Indirizzo: via Falkenweg, 1 - Baar (ZG) Svizzera CH - 6340
Contatto telefonico 0039-0815157470
0039-0815155928

Visitate il mio sito Web sulla sindrome fibromialgica, i sintomi, le possibilità diagnostiche ed il nuovo metodo di cura. Potrete scaricare articoli sull'argomento e leggere le statistiche relative ai successi ottenuti e le storie di pazienti. È anche disponibile una sezione dedicata a domande e risposte ed è possibile contattarci via e-mail. Richiedete l'invio gratuito, per posta elettronica, del materiale informativo per i pazienti e informatevi sulla SF, i punti d'agopuntura e l'intervento sul dolore ai quadranti.

Ulteriori indirizzi per contatti utili

FMS-Patientenhilfe für Deutschland e. V. (associazione tedesca per pazienti SF)
Liselotte Matauschek, Präsidentessa
Steinachstraße 2, D-97082 Würzburg
Tel 0049-(0)931-452 89 20, Fax 0049-(0)931-452 89 21

Contatti Internet

www.fms-bauer.it

www.fms-bauer.co.uk

www.fms-bauer.us

www.fibromialgia.com.es

www.fms-bauer.com

www.fibromialgia-bauer.com

E-mail

info@fms-bauer.it

Indice analitico

Questo volume è stato impresso
nel mese di luglio dell'anno 2005
presso La Buona Stampa s.p.a., Ercolano
per le Edizioni Scientifiche Italiane s.p.a., Napoli
Stampato in Italia / Printed in Italy